世界中医药联合会儿科分会
中华中医药学会少儿推拿传承创新共同体 　鼎力推荐

20种小儿常见病推拿手法
操作规范图解

20 ZHONG XIAOER CHANGJIANBING TUINA SHOUFA
CAOZUO GUIFAN TUJIE

深圳市儿童医院　深圳市小儿推拿专业委员会　编写

主　编　万力生
编　者　（以姓氏笔画为序）

王　静　贝少芬　邓朝弟　刘　颖

刘政萍　许晓芬　农小松　李梦诗

李海朋　吴子晴　何晓羚　张丹妮

陈上娟　陈文媛　陈育莲　陈晓丽

林　溱　祝振锋　徐敏涛　高子阳

黄苏伟　黄雪纯　梁　友　韩念祖

河南科学技术出版社
·郑州·

内容提要

本书以图解形式介绍临床 20 种小儿常见病的推拿手法操作规范图解，为方便读者对照学习，书中配有 300 余幅操作图。本书科学实用，可操作性、规范性强，适合儿科医师和小儿推拿从业者及儿童家长阅读参考。

图书在版编目（CIP）数据

20 种小儿常见病推拿手法操作规范图解/万力生主编. －郑州：河南科学技术出版社，2019.6（2020.7 重印）

ISBN 978-7-5349-9540-8

Ⅰ.①2… Ⅱ.①万… Ⅲ.①小儿疾病－推拿－图解 Ⅳ.①R244.16-64

中国版本图书馆 CIP 数据核字（2019）第 088481 号

出版发行：河南科学技术出版社
　　　　　北京名医世纪文化传媒有限公司
　　　　　地址：北京市丰台区万丰路 316 号万开基地 B 座 1-114　邮编：100161
　　　　　电话：010-63863186　010-63863168
策划编辑：焦　赟
文字编辑：焦　赟
责任审读：周晓洲
责任校对：龚利霞
封面设计：中通世奥
版式设计：崔刚工作室
责任印制：陈震财
印　　刷：北京盛通印刷股份有限公司
经　　销：全国新华书店、医学书店、网店
开　　本：850 mm×1168 mm 1/32　　印张：6.375　　字数：130 千字
版　　次：2019 年 6 月第 1 版　　2020 年 7 月第 2 次印刷
定　　价：40.00 元

主编简介

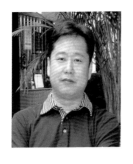

万力生 医学博士、教授、主任医师、博士研究生导师，广东省名中医、深圳市名中医指导老师，深圳市儿童医院中医科主任，深圳市中医临床重点专科主任，广东省中医儿科重点专科主任。

兼任：深圳市中西医结合学会儿科专业委员会主任委员，深圳市小儿推拿专业委员会主任委员，深圳市按摩师协会副会长，广东省中西医结合学会儿科专业委员会副主任委员，广东省中医药学会小儿推拿专业委员会副主任委员，广东省中医药学会药膳食疗专业委员会副主任委员，广东省妇幼保健协会中医保健专业副主任委员，中华中医药学会儿科分会常务委员，中华中医药学会少儿推拿传承创新共同体副主席，世界中医药学会联合会儿科专业委员会副会长，国家中医药管理局中医药文化科普巡讲团专家，国家自然科学基金项目评审专家。主编医学著作100部，主持国家自然科学基金项目1项、国家中医药管理局课题2项，以及省市科研课题10余项。2006年获首届中华中医药学会科普著作三等奖，2009年获新中国成立60周年优秀中医药科普图书著作奖二等奖，2010年获全国中医药科学普及金话筒奖。

临床经验丰富，在呼吸、消化及心脑疾病方面有较深研究，擅长诊治咳嗽、哮喘、厌食、腹泻、胃炎、遗尿、血尿、肾病、湿疹、荨麻疹、多汗症、抽动症、多动症、发育迟缓、面瘫等疾病及小儿体质调理，尤其对小儿咳喘、厌食、遗尿疗效显著，有其独特个人心得，其临床经验已由多家医学出版社约稿出版。

前　言

　　小儿推拿,从无人问津到现在的遍地开花。很多小儿推拿师是经过短期培训就匆忙开店了,所以,问题显现出来了。一些小儿推拿师技术不精,缺乏临床经验,家长满腔热情带孩子去这些店调理,几天下来没有取得效果,从此家长就不再相信小儿推拿,严重影响了整个小儿推拿的声誉。

　　为推动小儿推拿专业的发展,加强小儿推拿临床应用,提高小儿推拿学科临床技术水平,深圳市小儿推拿专业委员会主委、深圳市儿童医院万力生教授组织编写《20种小儿常见病推拿手法操作规范图解》,真心希望所有小儿推拿师能认真学习小儿推拿这项技术,不断学习提高自己的技术水平,让小儿推拿事业能更上一层楼。

　　享受了小儿推拿带来好处的家长们,在带孩子接受治疗时,自学小儿推拿的热情越来越高涨,但对于大多数未学习中医的家长朋友们,俗语说"隔行如隔山"。父母之爱促使您不管有多大的学习困难,为了孩子健康不受药物危害,家长们都能克服各种困难认真学习小儿推拿技术,这种精神值得让人崇敬。

　　小儿推拿不仅要勤练手法操作,更要认真学习中医理论知识。只要诊断正确,辨证准确,选用穴位和手法恰当,小儿推拿对于小儿常见病、多发病都能达到显著的疗效,对于体弱多病的孩子还可以起到保健防病作用。

　　小儿推拿正日益受到社会重视和家长的青睐,是一种非药物、无痛苦、易接受且有效的自然疗法,非常适宜在儿科疾病中普及推广应用。

深圳市小儿推拿专业委员会主任委员

深圳市儿童医院　　　　　万力生教授

目　录

一、发　热

发热是指小儿体温异常升高，是临床常见的一种症状。一般分为外感发热、食积发热、惊恐发热、阴虚发热4种。

1. 外感发热

(1)外感风寒

临床表现：发热，恶寒，无汗，鼻塞，流清涕，喷嚏，咳嗽，咳清稀痰，头痛，咽喉痒，舌苔薄白，脉浮紧，指纹浮而鲜红。

治疗原则：辛温解表。

推拿处方：

第一步：开天门（定位：两眉中间至前发际线呈一直线。操作：两拇指自下而上交替直推，称开天门，又称推攒竹）50次，如图①。

第二步：推坎宫（定位：自眉头沿眉梢呈一横线。操作：分推法：两拇指自眉心向眉梢分推，称推坎宫，又称分阴阳）50次，如图②。

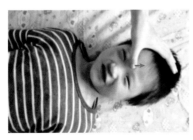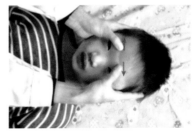

图①　　　　　　　　图②

　　第三步:揉太阳(定位:眉后凹陷处。操作:①两拇指桡侧自前向后直推,称推太阳;②用中指指端揉或运,称揉太阳或运太阳)50次,如图③。

　　第四步:揉耳后高骨(定位:耳后入发际高骨下凹陷中。操作:用拇指或中指揉耳后入发际高骨下凹陷中)50次,如图④。

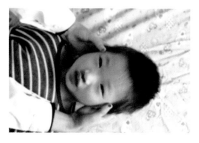

图③

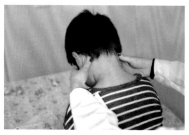

图④

　　第五步:推上三关(定位:前臂桡侧,阳池至曲池呈一直线。操作:用拇指桡侧面或示、中两指螺纹面自腕推向肘)300次,如图⑤。

　　第六步:掐揉二扇门(定位:手背部中指掌指关节两侧凹陷处。操作:①用两拇指指甲掐本穴,称掐二扇门;②用单手示、中两指指端,或两拇指桡侧偏峰宜重而快按揉本穴,称揉二扇门)300次,如图⑥。

　　第七步:清天河水(定位:前臂内侧正中,总筋至洪池呈一直线。操作:用示、中两指螺纹面自腕推至肘,称清天河水)300次,如图⑦。

　　第八步:拿风池(定位:颈后枕骨下缘,胸锁乳突肌与斜方肌起始部中间凹陷中。操作:以一手拇指或示、中两指分别放在两穴上拿之,称拿风池)3次,如图⑧。

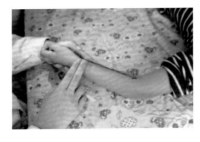

图⑤

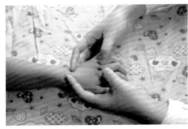

图⑥

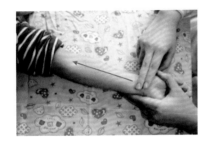

图⑦

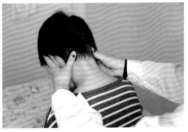

图⑧

(2)外感风热

临床表现:发热重,微恶寒,有汗,头痛,鼻塞,流黄涕,喷嚏,咳嗽,黄稠痰,咽喉红肿疼痛,口干而渴,舌红苔薄黄,脉浮数,指纹浮而紫红。

治疗原则:辛凉解表。

推拿处方:

第一步:开天门(定位:两眉中间至前发际线呈一直线。

操作:两拇指自下而上交替直推,称开天门,又称推攒竹)50

次,如图①。

第二步:推坎宫(定位:自眉头沿眉梢呈一横线。操作:分推法:两拇指自眉心向眉梢分推,称推坎宫,又称分阴阳)50 次,如图②。

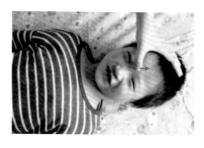

图①

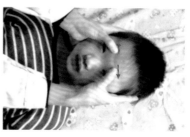

图②

第三步:揉太阳(定位:眉后凹陷处。操作:①两拇指桡侧自前向后直推,称推太阳;②用中指指端揉或运,称揉太阳或运太阳)50 次,如图③。

第四步:揉耳后高骨(定位:耳后入发际高骨下凹陷中。操作:用拇指或中指揉耳后入发际高骨下凹陷中)50 次,如图④。

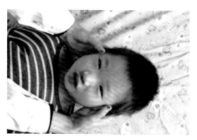

图③

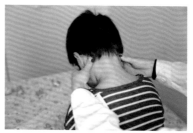

图④

第五步:清肺经(定位:环指末节螺纹面。操作:由指端向指根方向直推为清)300 次,如图⑤。

第六步:推下六腑(定位:前臂尺侧,阴池至少海呈一直线。操作:一手握其手腕,另一手示指、中指两螺纹面自肘推向腕部,称推六腑)300 次,如图⑥。

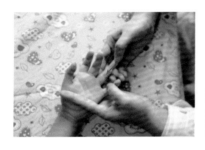 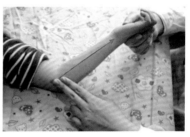

图⑤　　　　　　　　　　　图⑥

第七步:揉大椎(定位:第 7 颈椎与第 1 胸椎棘突之间凹陷中。操作:用拇指或中指指端按揉本穴,或用双手拇指、示指同时捏拿起穴位处皮肉,用力向里捏挤)50 次,如图⑦。

第八步:推脊(定位:大椎至长强呈一直线。操作:用示、中两指螺纹面自上而下做直推,称推脊。若加天柱骨一起自上而下直推,就称为大推脊,其清热作用更强)300 次,如图⑧。

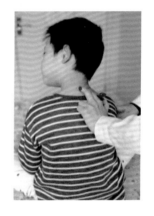

图⑦

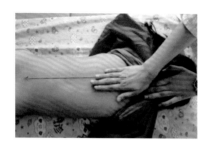

图⑧

2. 食积发热

临床表现:高热,呕吐酸腐,口渴引饮,纳呆,腹胀,腹痛便秘,舌苔黄腻,脉数,指纹紫滞。

治疗原则:清热消食导滞。

推拿处方:

第一步:清脾胃(脾经:拇指末节螺纹面。胃经:拇指掌面近掌端第 1 节。操作:由拇指端经螺纹面推到拇指根为清脾胃)300 次,如图①。

第二步:清大肠(定位:示指桡侧缘,赤白肉际处。操作:由虎口直推向示指指端为清大肠)300 次,如图②。

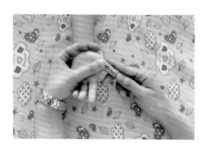

图①

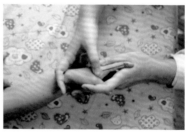

图②

第三步:顺运内八卦(定位:手掌面,以掌心为圆心,从圆心至中指根横纹的2/3处为半径,所作圆周,八卦穴即在此圆周上。对小天心者为坎,对中指者为离,在拇指指侧离至坎半圆的中心为震,在小指侧半圆的中心为兑,共8个方位,即,乾、坎、艮、震、巽、离、坤、兑。操作:家长一手持小儿四指以固定,掌心向上,拇指按定离卦即中指指根,另一手示、中两指夹持小儿拇指,拇指自乾卦运至兑卦,称顺运内八卦)50次,如图③。

第四步:推下六腑(定位:前臂尺侧,阴池至少海呈一直线。操作:一手握其手腕,另一手示指、中指两螺纹面自肘推向腕部,称推下六腑)300次,如图④。

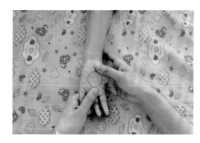 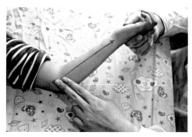

图③　　　　　　　　　　　　图④

第五步:揉膊阳池(定位:手背横纹中点上3寸。操作:用中指或者拇指指端按揉)50次,如图⑤。

第六步:推下七节骨(定位:第4腰椎棘突向下至尾椎骨端即长强穴,呈一直线。操作:用拇指或示、中两指螺纹面自上而下直推)100次,如图⑥。

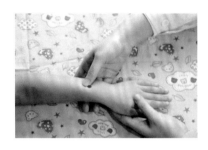

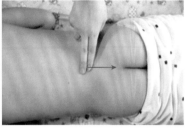

图⑤　　　　　　　　　图⑥

3. 惊恐发热

临床表现：因跌仆惊恐后引起发热。伴面色发青，枕后热，耳廓冷，惊悸哭闹不安，睡眠易惊醒，或睡中手足瘛动。

治疗原则：清热镇惊安神。

推拿处方：

第一步：清肝经（定位：示指末节螺纹面。操作：示指伸直，由指端向指根方向直推为清，称清肝经）200次，如图①。

第二步：掐揉小天心（定位：掌根、大鱼际、小鱼际交接处凹陷中。操作：用中指或拇指指端揉，称揉小天心，用拇指甲掐，称掐小天心，掐1次揉3次）5次，如图②。

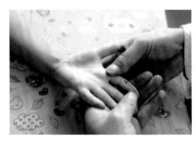

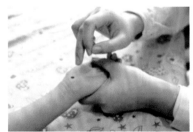

图①　　　　　　　　　图②

第三步:掐揉五指节(定位:手背手指各关节处。操作:用拇指指甲掐后继以揉本穴,可掐 1 次揉 3 次)3 次,如图③。

第四步:按揉百会(定位:头顶前后正中线与两耳尖连线交叉点。操作:以拇指,或中指,或掌根按揉,称按揉百会)50 次,如图④。

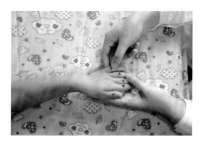
图③

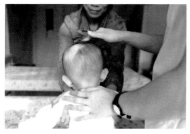
图④

第五步:清天河水(前臂正中,总筋至洪池呈一直线。用示、中两指螺纹面自腕推至肘)100 次,如图⑤。

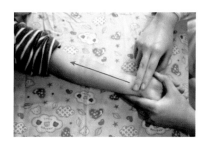
图⑤

4. 阴虚发热

临床表现：午后低热，手足心热，心烦易怒，盗汗，食少消瘦，舌红少苔或苔剥，脉细数，指纹淡紫。

治疗原则：滋阴清热。

推拿处方：

第一步：补脾经（定位：拇指末节螺纹面。操作：用拇指螺纹面轻附于患者拇指螺纹面上，做顺时针方向的环旋移动为补脾经）300次，如图①。

第二步：揉二人上马（手背部环指与小指掌指关节后凹陷中）50次，如图②。

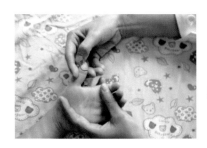 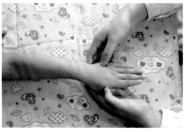

图①　　　　　　　　　　　　图②

第三步：清天河水（定位：前臂内侧正中，总筋至洪池呈一直线。操作：用示、中两指螺纹面自腕推至肘，称清天河水）300次，如图③。

第四步：水底捞月（定位：手掌。操作：用左手握小儿四指，以右手示、中两指固定小儿拇指，然后用拇指自小儿小指头运至小天心，再转入内劳宫）30次，如图④。

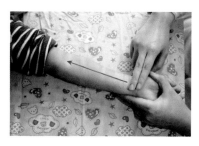 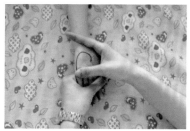

图③   图④

第五步:推涌泉(定位:在足掌心前 1/3 与后 2/3 交界处"人"字凹陷中。操作:用拇指螺纹面向足趾方向直推)50次,如图⑤。

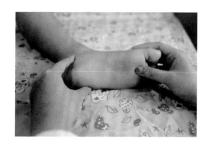

图⑤

二、咳　嗽

咳嗽是小儿疾病中常见的一个症状，一年四季皆可发病，而冬春季节尤为多见。咳嗽的成因不一，种类亦多，外邪侵袭肺脏可引起咳嗽，其他脏腑由病累及于肺，也可发生咳嗽。因此在临诊时必须全面检查，仔细分析，正确诊治。临床上一般将咳嗽分为外感咳嗽和内伤咳嗽两大类，小儿以外感咳嗽多见。外感咳嗽分为风寒咳嗽和风热咳嗽，内伤咳嗽分为痰热咳嗽、痰湿咳嗽、阴虚咳嗽、气虚咳嗽。

1. 风寒咳嗽

临床表现：咳嗽频，咳声重，白痰，发热，恶寒，无汗，咽痒，鼻塞，流清涕，苔薄白，脉浮紧，指纹红。

治疗原则：疏风散寒，宣肺止咳。

推拿处方：

第一步：揉外劳宫 300 次（定位：在手背，当第 2、3 掌骨之间，掌指关节后 0.5 寸。操作：以拇指指腹揉，称揉外劳宫），如图①。

第二步：揉二扇门掐 5 次、揉 300 次〔定位：手背部中指掌指关节两侧凹陷处。操作：用两拇指指甲掐本穴，称掐二扇门；用单手示、中两指指端，或两拇指桡侧偏峰按揉本穴（宜重而快），称揉二扇门〕，如图②。

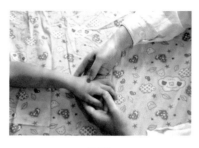
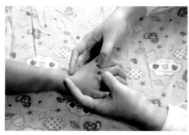

图①　　　　　　　　　　图②

第三步:逆运内八卦200次(定位:手掌面,以掌心为圆心,从圆心至中指根横纹的2/3处为半径,所作圆周,八卦穴即在此圆周上。操作:家长一手持小儿四指以固定,掌心向上,拇指按定离卦,另手示、中两指夹持小儿拇指,拇指自兑卦运至乾卦,称逆运内八卦),如图③。

第四步:推上三关300次(定位:前臂桡侧,阳池至曲池呈一直线。操作:用拇指桡侧面或示、中两指螺纹面自腕推向肘,称推上三关),如图④。

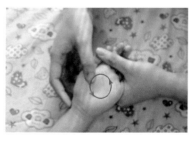
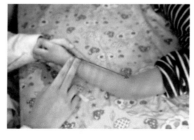

图③　　　　　　　　　　图④

第五步:揉天突100次(定位:胸骨上窝正中。操作:用中指指端按揉本穴,称揉天突),如图⑤。

　　第六步:分推膻中 100 次(定位:前正中线,两乳头之间。操作:用两拇指自本穴中点向两旁分推至乳头,称分推膻中),如图⑥。

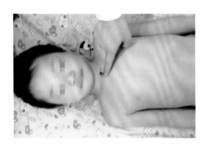

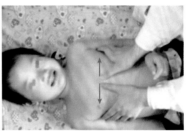

图⑤　　　　　　　　　　　图⑥

　　第七步:揉乳旁、揉乳根各 1 分钟(定位:乳头向外旁开2 分为乳旁,乳头向下 2 分乳根。操作:两手示、中指分别置于乳旁、乳根穴揉动,称揉乳旁、揉乳根),如图⑦。

　　第八步:分推肩胛骨 100 次(定位:第 3 胸椎与第 4 胸椎棘突之间,左右旁开各 1.5 寸。操作:用两手拇指螺纹面分别沿肩胛骨内侧缘从上向下分向推动,称分推肩胛骨),如图⑧。

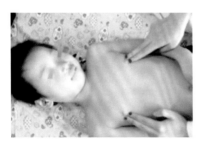

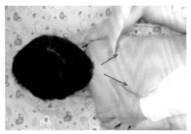

图⑦　　　　　　　　　　　图⑧

第九步:揉风门1分钟(定位:第2胸椎与第3胸椎棘突之间,左右旁开各1.5寸。操作:用两手拇指,或单手示、中两指指端按揉本穴,称揉风门),如图⑨。

第十步:揉肺俞(定位:第3胸椎与第4胸椎棘突之间,左右旁开各1.5寸。操作:用两手拇指,或单手示、中两指指端按揉本穴,称揉肺俞),如图⑩。

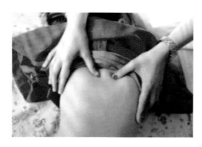 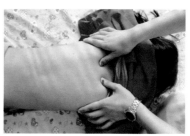

图⑨   图⑩

2. 风热咳嗽

临床表现:咳嗽重,黄黏痰或黄白痰,发热微恶寒,微汗出,咽喉红肿而痛,鼻塞,流黄浊涕,舌红,苔薄黄,脉浮数,指纹紫红。

治疗原则:疏风清热,宣肺止咳。

推拿处方:

第一步:清肺经300次(定位:环指末节螺纹面。操作:由指端向指根方向直推为清,称清肺经),如图①。

第二步:清天河水300次(定位:前臂内侧正中,总筋至洪池呈一直线。操作:用示、中两指螺纹面自腕推至肘,称清天河水),如图②。

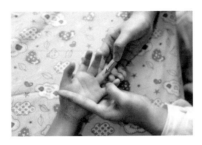
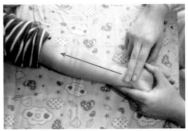

图①　　　　　　　　　　图②

　　第三步:逆运内八卦 200 次(定位:手掌面,以掌心为圆心,从圆心至中指根横纹的 2/3 处为半径,所作圆周,八卦穴即在此圆周上。操作:家长一手持小儿四指以固定,掌心向上,拇指按定离卦,另手示、中两指夹持小儿拇指,拇指自兑卦运至乾卦,称逆运内八卦),如图③。

　　第四步:退下六腑 300 次(定位:前臂尺侧,阴池至少海呈一直线。操作:一手握其手腕,另一手示指、中指两螺纹面自肘推向腕部,称推下六腑),如图④。

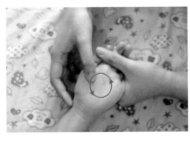
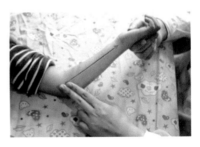

图③　　　　　　　　　　图④

　　第五步:揉天突 100 次(定位:胸骨上窝正中。操作:用中指指端按揉本穴,称按揉天突),如图⑤。

第六步：分推膻中 100 次（定位：前正中线，两乳头之间。操作：用两拇指自本穴中点向两旁分推至乳头，称分推膻中），如图⑥。

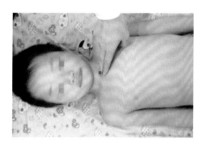

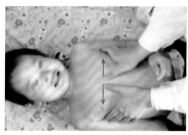

图⑤　　　　　　　　　　　　图⑥

第七步：揉乳旁、揉乳根各 1 分钟（定位：乳头向外旁开 2 分为乳旁，乳头向下 2 分为乳根。操作：两手示、中指分别置于乳旁、乳根穴揉动，称揉乳旁、揉乳根），如图⑦。

第八步：揉风门 1 分钟（定位：第 2 胸椎与第 3 胸椎棘突之间，左右旁开各 1.5 寸。操作：用两手拇指，或单手示、中两指指端按揉本穴，称揉风门），如图⑧。

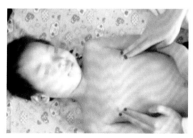

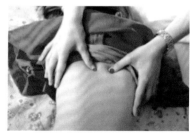

图⑦　　　　　　　　　　　　图⑧

第九步:揉肺俞(定位:第3胸椎与第4胸椎棘突之间,左右旁开各1.5寸。操作:用两手拇指,或单示、中两指指端按揉本穴,称揉肺俞),如图⑨。

第十步:分推肩胛骨100次(定位:第3胸椎与第4胸椎棘突之间,左右旁开各1.5寸。操作:用两手拇指螺纹面分别沿肩胛骨内侧缘从上向下分向推动,称分推肩胛骨),如图⑩。

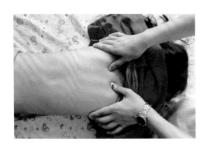
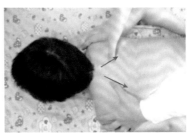

图⑨　　　　　　　　　　　　　图⑩

3. 痰热咳嗽

临床表现:咳嗽气粗,面赤唇红,咽干口渴,烦躁便秘,痰黏色黄,舌红苔黄,脉数,指纹紫红。

治疗原则:清肺化痰止咳。

推拿处方:

第一步:清肺经300次(定位:环指末节螺纹面。操作:由指端向指根方向直推为清,称清肺经),如图①。

第二步:清脾经300次(定位:拇指末节螺纹面。操作:拇指伸直,由指端经螺纹面向指根方向直推为清,称清脾经;用拇指螺纹面轻附于患者拇指螺纹面上,做顺时针方向的环旋移动为补脾经），如图②。

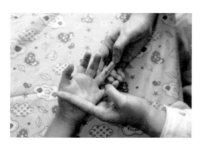
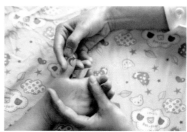

图①　　　　　　　　　　　图②

　　第三步：清大肠 300 次（定位：示指桡侧缘，赤白肉际处，由指尖到指根。操作：由虎口直推向示指指端，称清大肠），如图③。

　　第四步：逆运内八卦 200 次（定位：手掌面，以掌心为圆心，从圆心至中指根横纹的 2/3 处为半径，所作圆周，八卦穴即在此圆周上。操作：家长一手持小儿四指以固定，掌心向上，拇指按定离卦，另手示、中两指夹持小儿拇指，拇指自兑卦运至乾卦，称逆运内八卦），如图④。

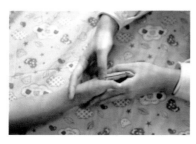
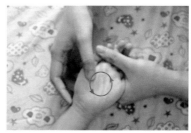

图③　　　　　　　　　　　图④

第五步：退下六腑 300 次（定位：前臂尺侧，阴池至少海呈一直线。操作：一手握其手腕，另一手示指、中指两螺纹面自肘推向腕部，称推下六腑），如图⑤。

第六步：揉掌小横纹 1 分钟（定位：掌面，尺侧，小指根与掌横纹间的细小纹路。操作：用拇指或中指指端按揉本穴，称揉掌小横纹），如图⑥。

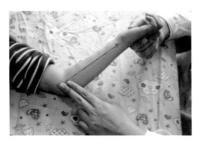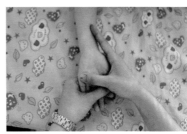

图⑤ 图⑥

第七步：揉天突 100 次（定位：胸骨上窝正中。操作：用中指指端按揉本穴，称按揉天突），如图⑦。

第八步：分推膻中 100 次（定位：前正中线，两乳头之间。操作：用两拇指自本穴中点向两旁分推至乳头，称分推膻中），如图⑧。

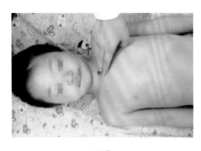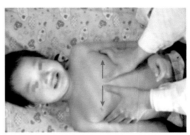

图⑦ 图⑧

　　第九步:揉乳旁、揉乳根各 1 分钟(定位:乳头向外旁开
2 分为乳旁,乳头向下 2 分为乳根。操作:两手示、中指分别
置于乳旁、乳根穴揉动,称揉乳旁、揉乳根),如图⑨。

　　第十步:揉风门 1 分钟(定位:第 2 胸椎与第 3 胸椎棘突
之间,左右旁开各 1.5 寸。操作:用两手拇指,或单手示、中
两指指端按揉本穴,称揉风门),如图⑩。

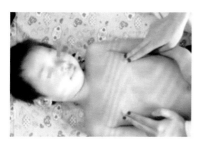
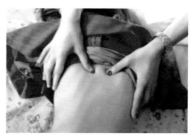

图⑨　　　　　　　　　　　　　图⑩

　　第十一步:揉肺俞(定位:第 3 胸椎与第 4 胸椎棘突之
间,左右旁开各 1.5 寸。操作:用两手拇指,或单手示、中两
指指端按揉本穴,称揉肺俞),如图⑪。

　　第十二步:推脊(定位:大椎至长强呈一直线。操作:用
示、中两指螺纹面自上而下做直推,称推脊。若加天柱骨一
起自上而下直推,就称为大推脊,其清热作用更强)300 次,
如图⑫。

　　第十三步:按弦走搓摩 100 次(定位:从腋下两胁至天枢
处。操作:以两手掌从两腋下自上向下搓摩至两天枢处,称
按弦走搓摩),如图⑬。

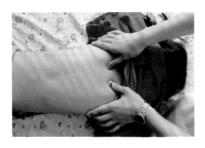 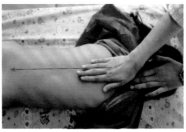

图⑪   图⑫

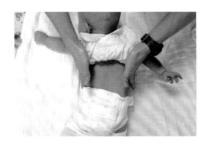

图⑬

4. 痰湿咳嗽

临床表现:久咳,痰多泛呕,胸闷气促,头沉神疲,舌淡,苔白腻,脉滑,指纹黯红而滞。

治疗原则:燥湿化痰止咳。

推拿处方:

第一步:清肺经 300 次(定位:环指末节螺纹面。操作:由指端向指根方向直推为清,称清肺经),如图①。

第二步：补脾经300次（定位：拇指末节螺纹面。操作：用拇指螺纹面轻附于患者拇指螺纹面上，做顺时针方向的环旋移动为补脾经），如图②。

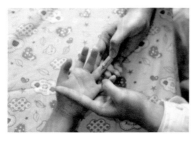

图①

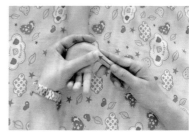

图②

第三步：逆运内八卦200次（定位：手掌面，以掌心为圆心，从圆心至中指根横纹的2/3处为半径，所作圆周，八卦穴即在此圆周上。操作：家长一手持小儿四指以固定，掌心向上，拇指按定离卦，另手示、中两指夹持小儿拇指，拇指自兑卦运至乾卦，称逆运内八卦），如图③。

第四步：揉掌小横纹1分钟（定位：掌面，尺侧，小指根与掌横纹间的细小纹路。操作：用拇指或中指指端按揉本穴，称揉掌小横纹），如图④。

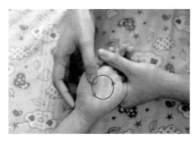

图③

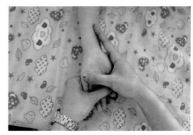

图④

第五步:揉天突100次(定位:胸骨上窝正中。操作:用中指指端按揉本穴,称按揉天突),如图⑤。

第六步:推揉膻中1分钟(定位:前正中线,两乳头之间。用中指或拇指指端按揉本穴,称揉膻中;用示、中指自胸骨切迹向下推至剑突,称推膻中),如图⑥。

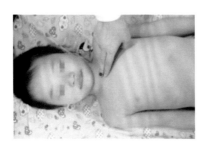
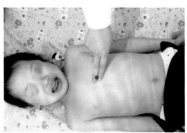

图⑤   图⑥

第七步:揉乳旁、揉乳根各1分钟(定位:乳头向外旁开2分为乳旁,乳头向下2分为乳根。操作:两手示、中指分别置于乳旁、乳根穴揉动,称揉乳旁、揉乳根),如图⑦。

第八步:揉肺俞1分钟(定位:第3胸椎与第4胸椎棘突之间,左右旁开各1.5寸。操作:用两手拇指,或单手示、中两指指端按揉本穴,称揉肺俞),如图⑧。

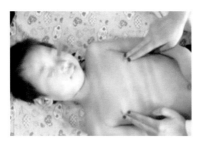
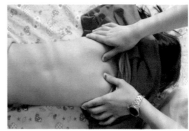

图⑦   图⑧

第九步:顺时针摩腹 5 分钟(定位:腹部。操作:用全手掌或四指螺纹面顺时针摩整个腹部),如图⑨。

第十步:按弦走搓摩 100 次(定位:从腋下两胁至天枢处。操作:以两手掌从两腋下自上向下搓摩至两天枢处,称按弦走搓摩),如图⑩。

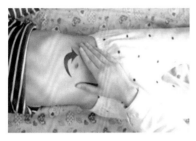

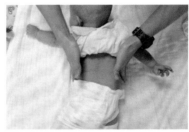

图⑨　　　　　　　　　图⑩

第十一步:揉丰隆 100 次(定位:外踝上 8 寸,胫骨前缘外侧 1.5 寸,胫腓骨之间。操作:用拇指或中指指端按揉本穴,称揉丰隆),如图⑪。

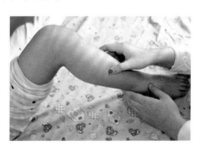

图⑪

5. 阴虚咳嗽

临床表现:久咳,干咳无痰,盗汗潮红,五心烦热,烦躁口渴,舌红少苔,脉细数,指纹淡红。

治疗原则:养阴润肺,兼清余热。

推拿处方:

第一步:清肺经300次(定位:环指末节螺纹面。操作:由指端向指根方向直推为清,称清肺经),如图①。

第二步:补脾经300次(定位:拇指末节螺纹面。操作:用拇指螺纹面轻附于患者拇指螺纹面上,做顺时针方向的环旋移动为补脾经),如图②。

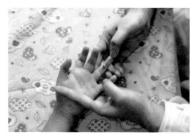
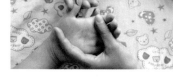

图①   图②

第三步:逆运内八卦200次(定位:手掌面,以掌心为圆心,从圆心至中指根横纹的2/3处为半径,所作圆周,八卦穴即在此圆周上。操作:家长一手持小儿四指以固定,掌心向上,拇指按定离卦,另手示、中两指夹持小儿拇指,拇指自兑卦运至乾卦,称逆运内八卦),如图③。

第四步:揉二人上马50次(定位:手背部环指与小指掌指关节后凹陷中。操作:示指螺纹面放在掌面与穴位相对处,用拇指指端揉本穴),如图④。

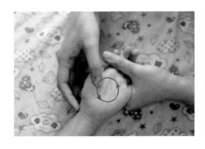
图③

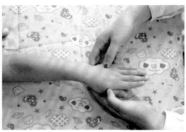
图④

第五步:揉掌小横纹1分钟(定位:掌面,尺侧,小指根与掌横纹间的细小纹路。操作:用拇指或中指指端按揉本穴,称揉掌小横纹),如图⑤。

第六步:水底捞月30次(定位:手掌。操作:用左手握小儿四指,以右手示、中两指固定小儿拇指,然后用拇指自小儿小指头运至小天心,再转入内劳宫),如图⑥。

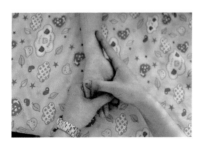
图⑤

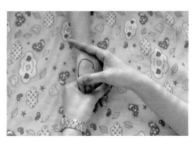
图⑥

第七步:揉天突1分钟(定位:胸骨上窝正中。操作:用中指指端按揉本穴,称按揉天突),如图⑦。

第八步:推揉膻中1分钟(定位:前正中线,两乳头之间。用中指或拇指指端按揉本穴,称揉膻中;用示、中指自胸骨切迹向下推至剑突,称推膻中),如图⑧。

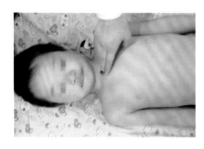

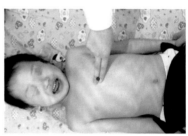

图⑦   图⑧

第九步:揉乳旁、揉乳根各1分钟(定位:乳头向外旁开2分为乳旁,乳头向下2分为乳根。操作:两手示、中指分别置于乳旁、乳根穴揉动,称揉乳旁、揉乳根),如图⑨。

第十步:揉肺俞1分钟(定位:第3胸椎与第4胸椎棘突之间,左右旁开各1.5寸。操作:用两手拇指,或单手示、中两指指端按揉本穴,称揉肺俞),如图⑩。

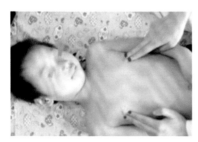

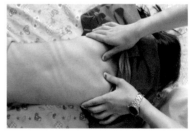

图⑨   图⑩

6. 气虚咳嗽

临床表现：久咳，咳声无力，神疲气短，自汗纳少，舌淡，苔薄白，脉细弱，指纹淡。

治疗原则：健脾补肺，益气化痰。

推拿处方：

第一步：补肺经300次（定位：环指末节螺纹面。操作：用拇指螺纹面轻附于患者环指螺纹面上，做顺时针方向的环旋移动，称补肺经），如图①。

第二步：补脾经300次（定位：拇指末节螺纹面。操作：用拇指螺纹面轻附于患者拇指螺纹面上，做顺时针方向的环旋移动为补脾经），如图②。

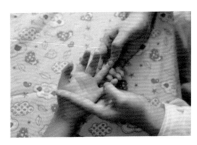
图①

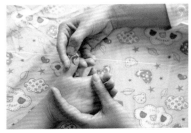
图②

第三步：推上三关300次（定位：前臂桡侧，阳池至曲池呈一直线。操作：用拇指桡侧面或示、中两指螺纹面自腕推向肘，称推上三关），如图③。

第四步：逆运内八卦200次（定位：手掌面，以掌心为圆心，从圆心至中指根横纹的2/3处为半径，所作圆周，八卦穴即在此圆周上。操作：家长一手持小儿四指以固定，掌心向上,拇指按定离卦,另手示、中两指夹持小儿拇指,拇指自兑卦运至乾卦,称逆运内八卦),如图④。

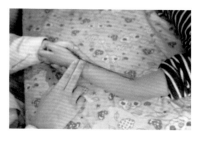 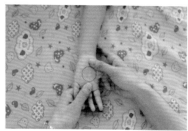

图③   图④

第五步:揉掌小横纹 1 分钟(定位:掌面,尺侧,小指根与掌横纹间的细小纹路。操作:用拇指或中指指端按揉本穴,称揉掌小横纹),如图⑤。

第六步:推揉膻中 1 分钟(定位:前正中线,两乳头之间。用中指或拇指指端按揉本穴,称揉膻中;用示、中指自胸骨切迹向下推至剑突,称推膻中),如图⑥。

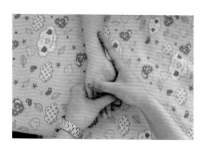 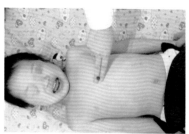

图⑤   图⑥

第七步:揉乳中、乳根各 1 分钟(定位:乳头向外旁开 2 分为乳旁,乳头向下 2 分为乳根。操作:两手示、中指分别置于乳旁、乳根穴揉动,称揉乳旁、揉乳根),如图⑦。

　　第八步:揉肺俞1分钟(定位:第3胸椎与第4胸椎棘突之间,左右旁开各1.5寸。操作:用两手拇指,或单手食、中两指指端按揉本穴,称揉肺俞),如图⑧。

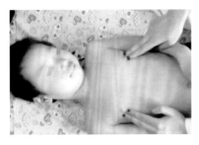
图⑦

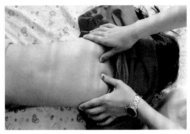
图⑧

　　第九步:按揉脾俞1分钟(定位:位于背部第11胸椎棘突下,后正中线旁开1.5寸处。操作:用示指、中指或拇指两指按揉,称按揉脾俞),如图⑨。

　　第十步:揉足三里1分钟(定位:外膝眼下3寸,胫骨前嵴外一横指处。操作:用拇指按揉本穴,可双侧同时操作,称按揉足三里),如图⑩。

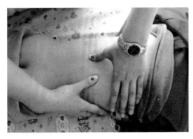
图⑨

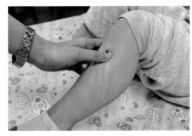
图⑩

三、哮　喘

哮喘为阵发性呼吸困难、呼气延长、喘鸣有声的一种呼吸道疾病,为小儿常见病症之一。这里所述的哮喘主要指支气管哮喘和喘息性支气管炎。该病为一种反复发作的慢性疾病,在秋冬季易发病,每遇气候变化,或某种过敏因素(花粉、灰尘、油漆、鱼虾、煤烟、真菌、棉绒、某些药物等)即可发病。

1. 发　作　期

(1) 寒　喘

临床表现:发作性呼气困难,呼吸急促,张口抬肩,喉中痰鸣,痰多稀白,不能平卧,胸闷气短,形寒肢冷,舌淡苔薄白,脉滑,指纹淡红。

治疗原则:温肺散寒,化痰定喘。

推拿处方:

第一步:清肺经(定位:环指末节螺纹面。操作:由指端向指根方向直推为清,称清肺经)300 次,如图①。

第二步:逆运内八卦(定位:手掌面,以掌心为圆心,从圆心至中指根横纹的 2/3 处为半径,所作圆周,八卦穴即在此圆周上。操作:家长一手持小儿四指以固定,掌心向上,拇指按定离卦,另手示、中两指夹持小儿拇指,拇指自兑卦运至乾卦,称逆运内八卦)200 次,如图②。

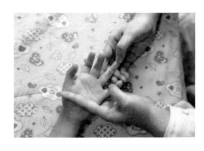
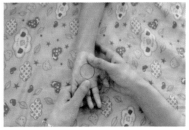

图①　　　　　　　　　图②

　　第三步:揉外劳宫(定位:手背面,与内劳宫相对。操作:用指揉法,称揉外劳宫)300 次,如图③。

　　第四步:推上三关(定位:前臂桡侧,阳池至曲池呈一直线。操作:用拇指桡侧面或示、中两指螺纹面自腕推向肘,称推上三关)300 次,如图④。

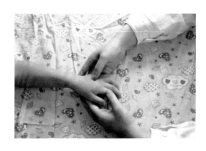
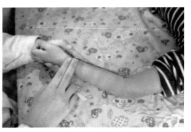

图③　　　　　　　　　图④

　　第五步:揉天突、揉膻中(定位:天突穴位于胸骨上窝正中。操作:用中指指端按揉本穴,称按揉天突。定位:膻中穴位于前正中线,两乳头之间。操作:用中指或拇指指端揉本穴,称揉膻中)各 1 分钟,如图⑤。

第六步:按弦走搓摩(定位:从腋下两胁至天枢处。操作:以两手掌从两腋下自上向下搓摩至两天枢处,称按弦走搓摩)100次,如图⑥。

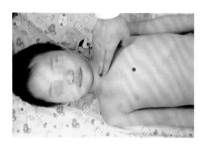

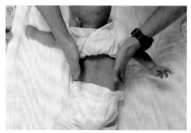

图⑤   图⑥

第七步:按揉定喘(定位:第7颈椎与第1胸椎棘突之间,左右各旁开0.5寸。操作:用两手拇指,或单手示、中两指指端按揉本穴,称按揉定喘)50次,如图⑦。

第八步:分推肩胛骨(定位:第3胸椎与第4胸椎棘突之间,左右旁开各1.5寸。操作:用两手拇指螺纹面分别沿肩胛骨内侧缘从上向下做分向推动,称分推肩胛骨)100次,如图⑧。

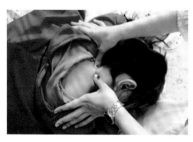

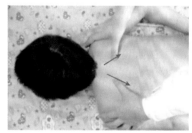

图⑦   图⑧

第九步：横擦肺俞（定位：第 3 胸椎与第 4 胸椎棘突之间，左右旁开各 1.5 寸。操作：以全掌横擦本穴，称横擦肺俞）以发热为度，如图⑨。

第十步：拿肩井（定位：在大椎与肩峰连线的中点部位。操作：用拇指与示、中两指对拿肩部肌肉，称拿肩井）3 次，如图⑩。

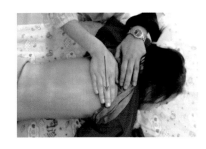
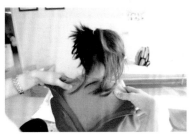

图⑨　　　　　　　　　　　　图⑩

(2)热　喘

临床表现：发作性呼气困难，呼吸急促，张口抬肩，喉中痰鸣，痰稠色黄，不能平卧，胸闷气短，面赤口渴，烦躁便干，舌红苔黄，脉滑数，指纹色紫。

治疗原则：清肺涤痰，止咳平喘。

推拿处方：

第一步：清肺经（定位：环指末节螺纹面。操作：由指端向指根方向直推为清，称清肺经）300 次，如图①。

第二步：逆运内八卦（定位：手掌面，以掌心为圆心，从圆心至中指根横纹的 2/3 处为半径，所作圆周，八卦穴即在此圆周上。操作：家长一手持小儿四指以固定，掌心向上，拇指按定离卦，另手示、中两指夹持小儿拇指，拇指自兑卦运至乾卦，称逆运内八卦）200 次，如图②。

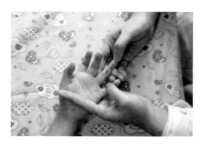

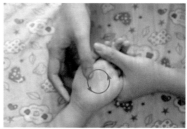

图①   图②

第三步:清天河水(定位:前臂内侧正中,总筋至洪池呈一直线。操作:用示、中两指螺纹面自腕推至肘,称清天河水)300次,如图③。

第四步:揉天突、揉膻中(定位:天突穴位于胸骨上窝正中。操作:用中指指端按揉本穴,称按揉天突。定位:膻中穴位于前正中线,两乳头之间。操作:用中指或拇指指端揉本穴,称揉膻中)各1分钟,如图④。

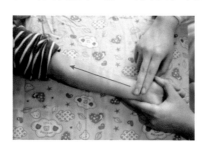

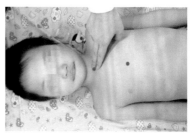

图③   图④

第五步:按弦走搓摩(定位:从腋下两胁至天枢处。操作:以两手掌从两腋下自上向下搓摩至两天枢处,称按弦走搓摩)100 次,如图⑤。

第六步:按揉定喘(第 7 颈椎与第 1 胸椎棘突之间,左右各旁开 0.5 寸。操作:用两手拇指,或单手示、中两指指端按揉本穴,称按揉定喘)50 次,如图⑥。

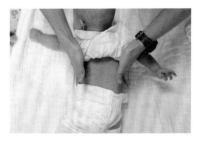

图⑤

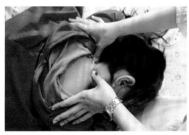

图⑥

第七步:分推肩胛骨(定位:第 3 胸椎与第 4 胸椎棘突之间,左右旁开各 1.5 寸。操作:用两手拇指螺纹面分别沿肩胛骨内侧缘从上向下做分向推动,称分推肩胛骨)100 次,如图⑦。

第八步:横擦肺俞(定位:第 3 胸椎与第 4 胸椎棘突之间,左右旁开各 1.5 寸。操作:以全掌横擦本穴,称横擦肺俞)以发热为度,如图⑧。

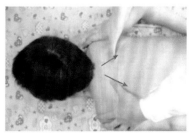

图⑦

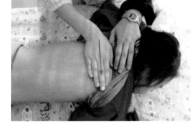

图⑧

第九步:推脊(定位:大椎至长强呈一直线。操作:用示、中两指螺纹面自上而下做直推,称推脊)300 次,如图⑨。

第十步:揉丰隆(定位:外踝上 8 寸,胫骨前缘外侧 1.5 寸,胫腓骨之间。操作:用拇指或中指指端按揉本穴,称揉丰隆)各 100 次,如图⑩。

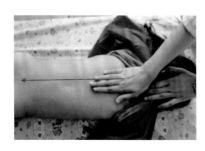
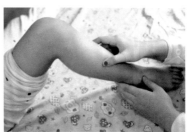

图⑨   图⑩

(3)虚　喘

临床表现:反复发作性呼气困难,张口抬肩,喉中痰鸣,不能平卧,胸闷气短,面白神疲,肢冷浮肿,舌淡苔薄白,脉细无力,指纹色淡。

治疗原则:泻肺补肾,标本兼顾。

推拿处方:

第一步:补肺经(定位:环指末节螺纹面。操作:用拇指螺纹面轻附于患者环指螺纹面上,做顺时针方向的环旋移动,称补肺经)300 次,如图①。

第二步:补肾经(定位:小指末节螺纹面。操作:由指根向指端方向直推补,或旋推,称补肾经)500 次,如图②。

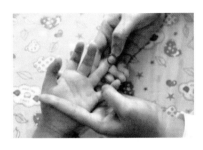 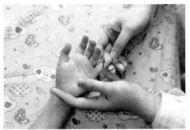

图① 图②

第三步:揉天突、揉膻中(定位:天突穴位于胸骨上窝正中。操作:用中指指端按揉本穴,称按揉天突。定位:膻中穴位于前正中线,两乳头之间。操作:用中指或拇指指端揉本穴,称揉膻中)各 1 分钟,如图③、图④。

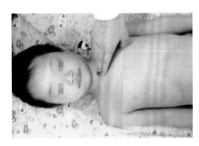 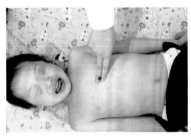

图③ 图④

第四步:揉丹田(定位:脐下 2.5 寸。操作:用手掌根或中指或拇指螺纹面揉本穴,称揉丹田)3 分钟,如图⑤。

第五步:分推肩胛骨(定位:第 3 胸椎与第 4 胸椎棘突之间,左右旁开各 1.5 寸。操作:用两手拇指螺纹面分别沿肩胛骨内侧缘从上向下做分向推动,称分推肩胛骨)100 次,如图⑥。

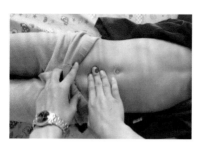
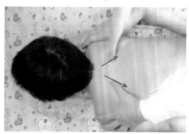

图⑤   图⑥

第六步:横擦肺俞(定位:第3胸椎与第4胸椎棘突之间,左右旁开各1.5寸。操作:以全掌横擦本穴,称横擦肺俞)发热为度,如图⑦。

第七步:按揉足三里[定位:外膝眼下3寸,胫骨前嵴外一横指处。操作:用拇指指端按揉本穴(可双侧同时操作),称按揉足三里]1分钟,如图⑧。

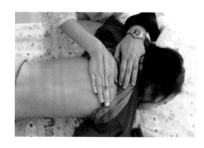
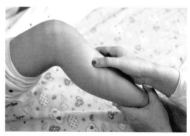

图⑦   图⑧

2. 缓 解 期

临床表现:怕冷自汗,气短乏力,咳嗽痰多,食少便溏,易感冒,舌淡苔薄,脉缓无力或沉细。

治疗原则:健脾益肺,补肾纳气。

推拿处方:

第一步:补肺经(定位:环指末节螺纹面。操作:用拇指螺纹面轻附于患者环指螺纹面上,做顺时针方向的环旋移动,称补肺经)500 次,如图①。

第二步:补脾经(定位:拇指末节螺纹面。操作:用拇指螺纹面轻附于患者拇指螺纹面上,做顺时针方向的环旋移动为补脾经)500 次,如图②。

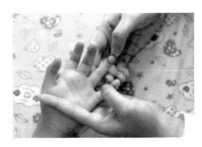 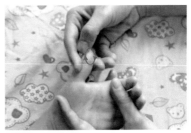

图①　　　　　　　　　　　图②

第三步:补肾经(定位:小指末节螺纹面。操作:由指根向指端方向直推补,或旋推,称补肾经)500 次,如图③。

第四步:按揉天突(定位:胸骨上窝正中。操作:用中指指端按揉本穴,称按揉天突)1 分钟,如图④。

第五步:按揉肺俞(定位:第 3 胸椎与第 4 胸椎棘突之间,左右旁开各 1.5 寸。操作:用两手拇指,或单手示、中两指指端按揉本穴,称揉肺俞)各1分钟,如图⑤。

　　第六步:按揉脾俞(定位:第11胸椎与第12胸椎棘突之间,左右旁开各1.5寸。操作:用两手拇指,或单手示、中两指指端按揉本穴,称揉脾俞)各1分钟,如图⑥。

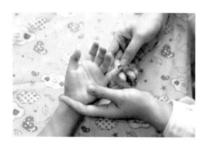

图③

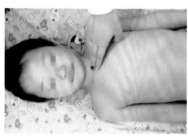

图④

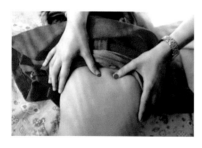

图⑤

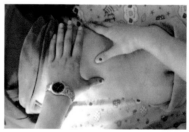

图⑥

　　第七步:按揉肾俞(定位:第2腰椎与第3腰椎棘突之间,左右各旁开1.5寸。操作:用两手拇指,或单手示、中两指指端按揉本穴,称揉肾俞)各1分钟,如图⑦。

　　第八步:按揉足三里〔定位:外膝眼下3寸,胫骨前嵴外一横指处。操作:用拇指指端按揉本穴(可双侧同时操作),

称按揉足三里]各 1 分钟,如图⑧。

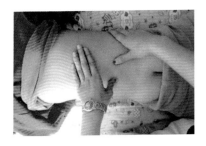
图⑦

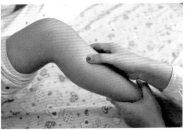
图⑧

　　偏于肺脾气虚者,独取穴补脾经(定位:拇指末节螺纹面。操作:用拇指螺纹面轻附于患者拇指螺纹面上,做顺时针方向的环旋移动为补脾经)10 分钟,如图⑨。

　　偏于肾不纳气者,独取穴揉二人上马(定位:手背部环指与小指掌指关节后凹陷中。操作:示指螺纹面放在掌面与穴位相对处,用拇指指端揉本穴)10 分钟,如图⑩。

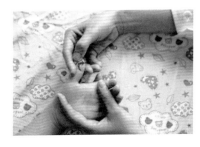
图⑨

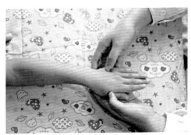
图⑩

四、鼻　炎

　　小儿鼻炎大多数是过敏性的,症状就是鼻塞、遇到冷空气打喷嚏、流鼻涕、鼻涕倒流、记忆力减退、嗅觉差。许多儿童还可伴有鼻子痒、眼睛痒和流眼泪,表现为反反复复搓鼻子(抠鼻子)和揉眼睛,称为过敏性鼻结膜炎。许多过敏性鼻炎的儿童可以发展为突然阵发性咳嗽(干咳为主)甚至哮喘,称为“过敏性鼻炎哮喘综合征”。

　　患儿肺虚卫弱,风邪夹寒、夹热乘虚侵袭,致风寒束肺或风热郁肺而发病。

1. 风　寒　型

　　临床表现:鼻塞严重,流涕色白清稀,恶寒发热,无汗,头身疼痛,舌质淡红,苔薄白。

　　治疗原则:散寒透表,宣肺通窍。

　　推拿处方:

　　第一步:按揉印堂(定位:前额部,当两眉头间连线与前正中线之交点处。操作:用拇指或中指指端揉本穴)30 次,如图①。

　　第二步:开天门(定位:两眉中间至前发际线呈一直线。操作:两拇指自下而上交替直推,称开天门,又称推攒竹)30 次,如图②。

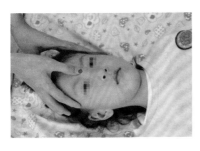

图①

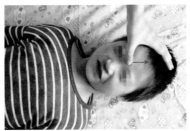

图②

第三步:推坎宫(定位:眉头沿眉梢呈一横线。操作:分推法:两拇指自眉心向眉梢分推,称推坎宫,又称分阴阳)30次,如图③。

第四步:按揉太阳(定位:眉后凹陷处。操作:用拇指或中指指端按揉或运,称按揉太阳穴或运太阳穴)30次,如图④。

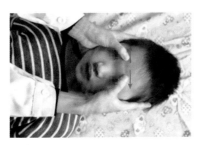

图③

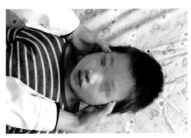

图④

第五步:按揉迎香(定位:鼻翼中点,鼻唇沟中。操作:以示、中两指或两拇指分别在鼻翼两旁穴位上按揉,称按揉迎香穴)1分钟。快速推擦鼻两侧(以示、中两指分别在鼻翼两旁做上下推擦动作,以局部产生灼热感为度),如图⑤。

第六步:推上三关(定位:前臂桡侧,阳池至曲池呈一直线。操作:用拇指桡侧面或示、中两指螺纹面自腕推向肘)300次,如图⑥。

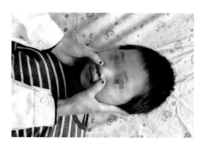
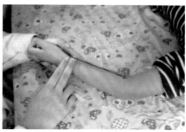

图⑤　　　　　　　　　图⑥

第七步:清肺经(定位:环指末节螺纹面。操作:由指端向指根方向直推为清,称清肺经)100次,如图⑦。

第八步:按揉合谷(定位:位于手背,第1、2掌骨间,当第2掌骨桡侧中点处。操作:用拇指按揉本穴)1分钟,如图⑧。

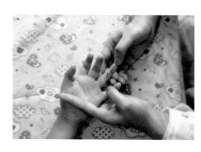
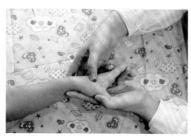

图⑦　　　　　　　　　图⑧

第九步：按揉曲池(定位：屈肘成直角，尺泽与肱骨外上髁连线的中点。操作：用拇指按揉本穴)1分钟，如图⑨。

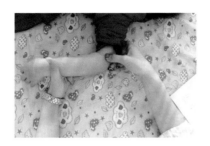

图⑨

第十步：按揉大椎(定位：第7颈椎与第1胸椎棘突之间的凹陷中。操作：以拇指指腹按揉本穴)1分钟，如图⑩。

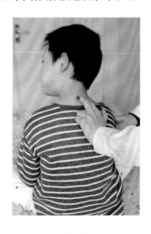

图⑩

第十一步：提拿肩井(定位：在大椎与肩峰连线的中点部位。操作：用拇指与示、中两指对拿肩部肌肉，称提拿肩井)5

次,如图⑪。

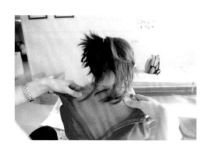

图⑪

2. 风 热 型

临床特征:鼻塞不利,嗅觉失灵,口鼻气热,流涕色黄而稠,发热恶风,有汗口渴,时有咳嗽,舌质红,苔薄黄。

治疗原则:疏风清热,宣肺通窍。

推拿处方:

第一步:按揉印堂(定位:前额部,当两眉头间连线与前正中线之交点处。操作:用拇指或中指指端揉本穴)30 次,如图①。

第二步:开天门(定位:两眉中间至前发际线呈一直线。操作:两拇指自下而上交替直推,称开天门,又称推攒竹)30 次,如图②。

第三步:推坎宫(定位:眉头沿眉梢呈一横线。操作:分推法:两拇指自眉心向眉梢分推,称推坎宫,又称分阴阳)30 次,如图③。

第四步:按揉太阳(定位:眉后凹陷处。操作:以示、中两指或中指指端揉或运,称揉太阳穴或运太阳穴)30 次,如图④。

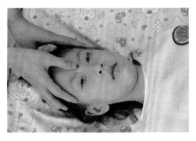
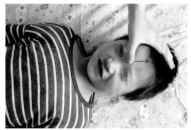

图①　　　　　　　　　　　图②

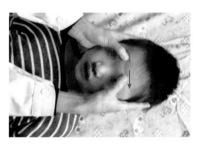
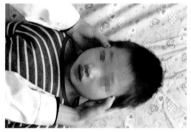

图③　　　　　　　　　　　图④

　　第五步:按揉迎香(定位:鼻翼中点,鼻唇沟中。操作:以示、中两指或两拇指分别在鼻翼两旁穴位上按揉,称按揉迎香穴)1分钟,如图⑤。

　　第六步:清肺经(定位:环指末节螺纹面。操作:由指端向指根方向直推为清,称清肺经)100次,如图⑥。

　　第七步:清天河水(定位:前臂内侧正中,总筋至洪池呈一直线。操作:用示、中两指螺纹面自腕推至肘,称清天河水)300次,如图⑦。

　　第八步:按揉合谷(定位:在手背,第1、2掌骨间,当第2

掌骨桡侧中点处。操作:用拇指按揉本穴)1分钟,如图⑧。

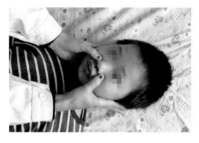

图⑤

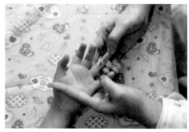

图⑥

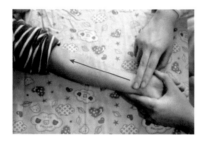

图⑦

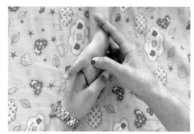

图⑧

　　第九步:按揉曲池(定位:屈肘成直角,尺泽与肱骨外上髁连线的中点。操作:用拇指按揉本穴)1分钟,如图⑨。

　　第十步:按揉风府(定位:在颈后区,枕外隆凸直下,两侧斜方肌之间凹陷中,当后发际正中直上1寸。操作:用拇指按揉本穴)1分钟,如图⑩。

　　第十一步:按揉大椎(定位:第7颈椎与第1胸椎棘突之间的凹陷中。操作:以拇指指腹或中指指端按揉本穴)1分钟,如图⑪。

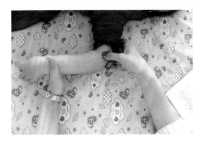
图⑨

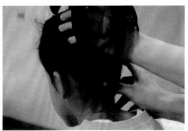
图⑩

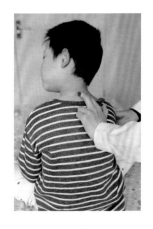
图⑪

　　第十二步：推脊(定位：大椎至长强呈一直线。操作：用示、中两指螺纹面自下而上做直推，称推脊，以透热为度)，如图⑫。

　　第十三步：提拿肩井(定位：在大椎与肩峰连线的中点部位。操作：用拇指与示、中两指对拿肩部肌肉，称提拿肩井)5次，如图⑬。

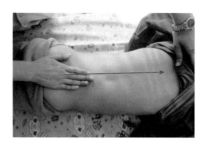 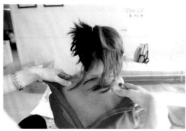

图⑫   图⑬

五、头　痛

头痛是指因外感六淫、内伤杂病而引起的,以头痛为主要表现的一类病证。头痛是一种常见的自觉症状。头痛是以症状命名,既可单独出现,亦可并见于多种急慢性疾病中。头痛一症范围甚广,涉及内、外、神经、精神、五官等各科疾病。

1. 风寒头痛

临床表现:头痛或有拘急感,痛连项背,恶风畏寒,遇风受寒尤剧,常喜毛巾裹头,口不渴,或兼鼻塞流清涕,苔薄白,脉浮或浮紧。

治疗原则:疏风散寒止痛。

推拿处方:

第一步:开天门(定位:两眉中间至前发际线呈一直线。操作:两拇指自下而上交替直推,称开天门,又称推攒竹)50次,如图①。

第二步:推坎宫(定位:自眉头沿眉梢呈一横线。操作:分推法:两拇指自眉心向眉梢分推,称推坎宫,又称分阴阳)50次,如图②。

第三步:揉太阳(定位:眉后凹陷处。操作:用中指指端揉或运,称揉太阳或运太阳)50次,如图③。

第四步:揉一窝风(定位:手背,腕横纹正中凹陷中。操作:用中指或拇指指端重揉本穴,称揉一窝风)50 次,如图④。

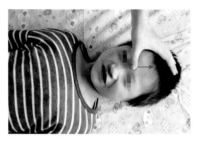 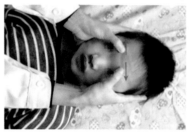

图① 图②

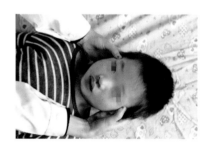 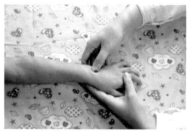

图③ 图④

第五步:推上三关(定位:前臂桡侧,阳池至曲池呈一直线。操作:用拇指桡侧面或示、中两指螺纹面自腕推向肘,称推三关)300 次,如图⑤。

第六步:掐揉二扇门[定位:手背部中指掌指关节两侧凹陷处。操作:①用两拇指指甲掐本穴,称掐二扇门;②用单手示、中两指指端,或两拇指桡侧偏峰按揉本穴(宜重而快),称揉二扇门]50 次,如图⑥。

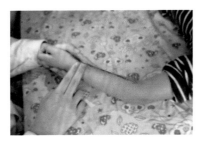 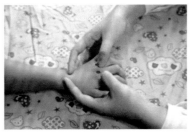

图⑤　　　　　　　　　　图⑥

第七步:拿风池(定位:颈后枕骨下缘,胸锁乳突肌与斜方肌起始部中间凹陷中。操作:以一手拇指或示、中两指分别放在两穴上拿之,称拿风池)5次,如图⑦。

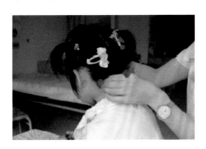

图⑦

2. 风热头痛

临床表现:头胀痛,甚者头胀如裂,发热,或恶风,面红目赤,口渴喜饮,大便不畅或便秘,溲赤,苔薄黄,脉浮数。

治疗原则:疏风清热止痛。

推拿处方:

　　第一步:开天门(定位:两眉中间至前发际线呈一直线。操作:两拇指自下而上交替直推,称开天门,又称推攒竹)50次,如图①。

　　第二步:推坎宫(定位:自眉头沿眉梢呈一横线。操作:分推法:两拇指自眉心向眉梢分推,称推坎宫,又称分阴阳)50次,如图②。

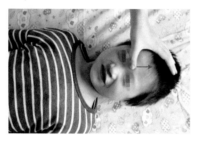 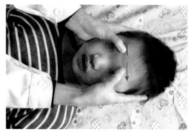

图①　　　　　　　　　　图②

　　第三步:揉太阳(定位:眉后凹陷处。操作:用中指指端揉或运,称揉太阳或运太阳)50次,如图③。

　　第四步:拿合谷(定位:位于手背,第1、2掌骨间,当第2掌骨桡侧中点处。操作:用拇指与示指对称用力,拿合谷穴,称拿合谷)5次,如图④。

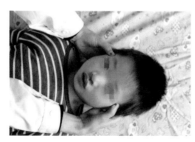 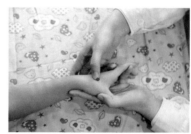

图③　　　　　　　　　　图④

第五步:清肺平肝(清肺,定位:环指末节螺纹面。操作:由指端向指根方向直推为清肺,称清肺经。平肝,定位:示指末节螺纹面。操作:由指端向指根方向直推为平肝,称清肝经)300 次,如图⑤、图⑥。

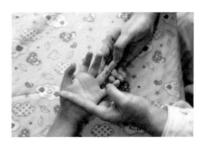 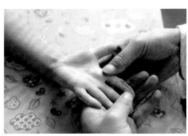

图⑤   图⑥

第六步:退下六腑(定位:前臂尺侧,阴池至少海呈一直线。操作:一手握其手腕,另一手示指、中指两螺纹面自肘推向腕部,称退下六腑)300 次,如图⑦。

第七步:推脊(定位:后背正中,从大椎至长强呈一条直线。操作:用掌根或示、中两指螺纹面自上而下做直推,称推脊)300 次,如图⑧。

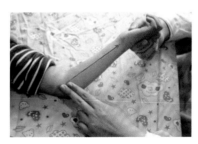 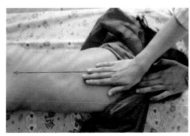

图⑦   图⑧

第八步:拿风池(定位:颈后枕骨下缘,胸锁乳突肌与斜方肌起始部中间凹陷中。操作:以一手拇指或示、中两指分别放在两穴上拿之,称拿风池)5次,如图⑨。

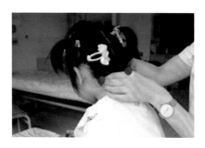

图⑨

六、流　涎

　　流涎指小儿口中涎液不自觉地从口内流溢出来的病证，中医称"滞颐"。流涎以 3 岁以下的幼儿最为多见。

1. 脾胃虚寒

　　临床表现：流涎不止，涎液清稀，面色苍白，四肢不温，大便稀薄，小便清长，舌质淡，苔白而滑。

　　治疗原则：温脾燥湿。

　　推拿处方：

　　第一步：揉承浆（定位：下唇下，当颏唇沟正中凹陷处。操作：用中指或拇指指端重揉本穴，称揉承浆）300 次，如图①。

　　第二步：补脾经（定位：拇指末节螺纹面。操作：用拇指螺纹面轻附于患者拇指螺纹面上，做顺时针方向的环旋移动为补脾经）300 次，如图②。

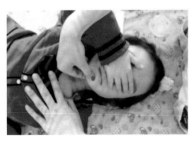

图①

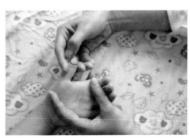

图②

　　第三步:补大肠(定位:示指桡侧缘,赤白肉际处,由指尖到指根。操作:由示指指端直推向虎口为补,称补大肠)300次,如图③。

　　第四步:揉外劳宫(定位:在手背,当第2、3掌骨之间,掌指关节后0.5寸。操作:以拇指指腹揉,称揉外劳宫)100次,如图④。

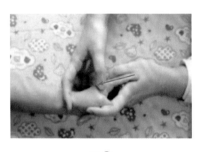
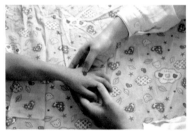

图③　　　　　　　　　　　　图④

　　第五步:推上三关(定位:前臂桡侧,阳池至曲池呈一直线。操作:用拇指桡侧面或示、中两指螺纹面自腕推向肘,称推三关)100次,如图⑤。

　　第六步:揉中脘(定位:腹部正中线,脐上四寸。操作:以中指或拇指或手掌揉本穴,称揉中脘)1分钟,如图⑥。

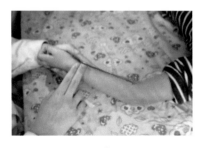
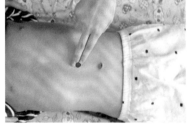

图⑤　　　　　　　　　　　　图⑥

第七部:按揉脾俞(定位:位于背部第11胸椎棘突下,后正中线旁开1.5寸处。操作:用示指、中指或拇指两指按揉,称按揉脾俞)1分钟,如图⑦。

第八步:捏脊(定位:大椎至长强呈一直线,是小儿身体上最长的线状穴。操作:用拇指后按,示、中指两指在前,或用示指屈曲,以中指桡侧后按,拇指在前,两手自下而上捏脊柱,为补法,反之为泻法)5遍,如图⑧。

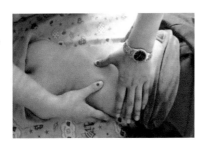

图⑦

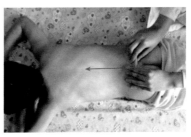

图⑧

第九步:按揉足三里(定位:外膝眼下3寸,胫骨嵴旁开一横指。操作:以拇指指腹按揉,称按揉足三里)1分钟,如图⑨。

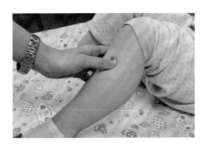

图⑨

2. 脾胃积热

临床表现:小儿流涎,涎热而黏,口角糜烂,口臭而渴,烦躁不安,大便秘结,小便短赤,舌质红,苔黄。

治疗原则:清热燥湿。

推拿处方:

第一步:揉承浆(定位:下唇下,当颏唇沟正中凹陷处。操作:用中指或拇指指端重揉本穴,称揉承浆)300 次,如图①。

第二步:清脾经(定位:拇指末节螺纹面。操作:拇指伸直,由指端经螺纹面向指根方向直推为清,称清脾经)200 次,如图②。

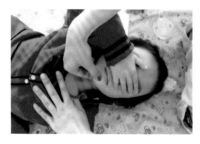
图①

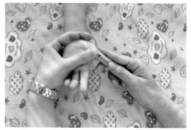
图②

第三步:清胃经(定位:拇指掌面近掌端第 1 节。操作:向指根方向直推为清,称清胃经)200 次,如图③。

第四步:清大肠经(定位:示指桡侧缘,赤白肉际处,由指尖到指根。操作:由虎口直推向示指指端)200 次,如图④。

第五步:推下六腑(定位:前臂尺侧,阴池至少海呈一直线。操作:一手握其手腕,另一手示指、中指两螺纹面自肘推向腕部,称推六腑)200 次,如图⑤。

　　第六步:揉中脘(定位:腹部正中线,脐上四寸。操作:以中指或拇指或手掌揉本穴,称揉中脘)1 分钟,如图⑥。

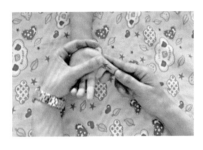

图③

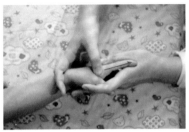

图④

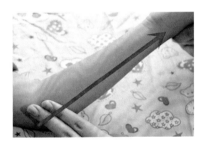

图⑤

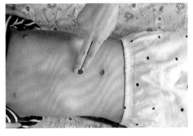

图⑥

　　第七步:按揉脾俞(定位:位于背部第 11 胸椎棘突下,后正中线旁开 1.5 寸处。操作:用示指、中指或拇指两指按揉,称按揉脾俞)1 分钟,如图⑦。

　　第八步:按揉足三里(定位:外膝眼下 3 寸,胫骨嵴旁开一横指。操作:以拇指指腹按揉,称按揉足三里)1 分钟,如图⑧。

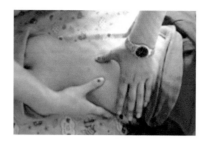
图⑦

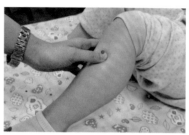
图⑧

七、厌　食

厌食是指小儿较长时期见食不贪,食欲不振,甚则拒食,经久如此,而无外感、内伤疾病的一种常见病症。

1. 脾失健运

临床表现:厌恶进食、食不知味,常伴有嗳气、乏恶、胸闷脘痞,大便不畅,舌淡苔薄或微黄。

治疗原则:调和脾胃,助运化。

推拿处方:

第一步:顺运内八卦(定位:手掌面,以掌心为圆心,从圆心至中指根横纹的 2/3 处为半径,所作圆周,八卦穴即在此圆周上。操作:操作者一手持小儿四指以固定,掌心向上,拇指按定离卦即中指指根,另一手示、中两指夹持小儿拇指,拇指自乾卦运至兑卦,称顺运内八卦)100 次,如图①。

第二步:补脾经(定位:拇指末节螺纹面。操作:用拇指螺纹面轻附于患者拇指螺纹面上,做顺时针方向的环旋移动为补脾经)300 次,如图②。

第三步:揉板门(定位:拇指下,掌面大鱼际的中点,以指点之有大如豆粒的筋头,重按有酸麻感,为板门的部位。操作:用拇指或中指指端揉本穴,称揉板门)300 次,如图③。

第四步:揉中脘(定位:腹部正中线,脐上四寸。操作:以中指或拇指或手掌揉本穴,称揉中脘)100 次,如图④。

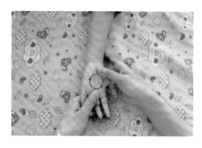

图①

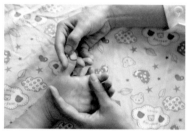

图②

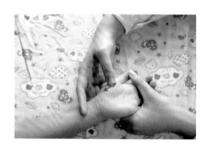

图③

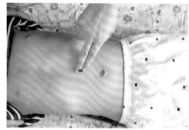

图④

　　第五步：揉天枢（定位：肚脐旁开2寸，左右各一穴。操作：用示、中或拇、示两指按揉本穴，称按揉天枢）100次，如图⑤。

　　第六步：摩腹（定位：腹部。操作：用全手掌或四指螺纹面顺、逆时针摩整个腹部）各3分钟，如图⑥。

　　第七步：分推腹阴阳（定位：腹部。操作：以两手大拇指沿两肋边缘向两旁分推，称分推腹阴阳）100次，如图⑦。

　　第八步：捏脊（定位：大椎至长强呈一直线，是小儿身体上最长的线状穴。操作：用拇指后按，示、中指两指在前，或用示指屈曲，以中指桡侧后按，拇指在前，两手自下而上捏脊柱，为补法，反之为泻法)6遍，如图⑧。

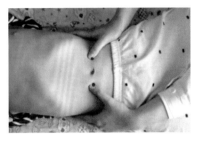

图⑤

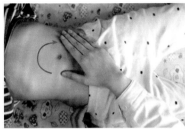

图⑥

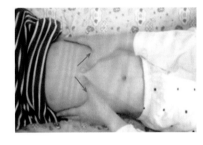

图⑦

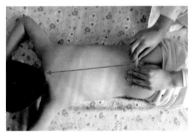

图⑧

　　第九步：按揉足三里(定位：外膝眼下 3 寸，胫骨前嵴外一横指处。操作：用拇指按揉本穴，可双侧同时操作，称按揉足三里)100 次，如图⑨。

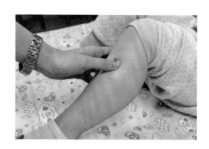

图⑨

2. 脾胃气虚

临床表现:不思进食,食不知味,食量减少,形体偏瘦,面色少华,精神欠佳,或有大便溏薄夹不消化物,舌质淡,苔薄白。

治疗原则:健脾益气。

推拿处方:

第一步:补脾经(定位:拇指末节螺纹面。操作:用拇指螺纹面轻附于患者拇指螺纹面上,做顺时针方向的环旋移动为补脾经)300 次,如图①。

第二步:补大肠(定位:示指桡侧缘,赤白肉际处,由指尖到指根。操作:由示指指端直推向虎口为补,称补大肠)300次,如图②。

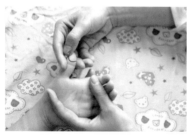

图①   图②

　　第三步：推上三关（定位：前臂桡侧，阳池至曲池呈一直线。操作：用拇指桡侧面或示、中两指螺纹面自腕推向肘）200次，如图③。

　　第四步：揉中脘（定位：腹部正中线，脐上四寸。操作：以中指或拇指或手掌揉本穴，称揉中脘）100次，如图④。

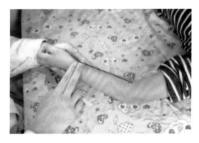

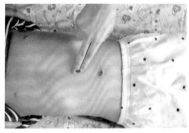

图③　　　　　　　　　　　图④

　　第五步：揉天枢（定位：肚脐旁开2寸，左右各一穴。操作：用示、中或拇、示两指按揉本穴，称按揉天枢）100次，如图⑤。

　　第六步：摩腹（定位：腹部。操作：用全手掌或四指螺纹面顺、逆时针摩整个腹部）各3分钟，如图⑥。

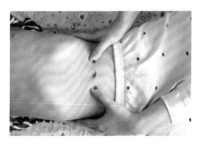

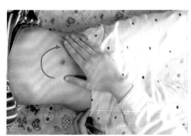

图⑤　　　　　　　　　　　图⑥

第七步:捏脊(定位:大椎至长强呈一直线,是小儿身体上最长的线状穴。操作:用拇指后按,示、中指两指在前,或用示指屈曲,以中指桡侧后按,拇指在前,两手自下而上捏脊柱,为补法,反之为泻法)6 遍,如图⑦。

第八步:揉足三里(定位:外膝眼下 3 寸,胫骨前嵴外一横指处。操作:用拇指按揉本穴(可双侧同时操作,称按揉足三里)100 次,如图⑧。

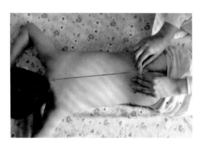
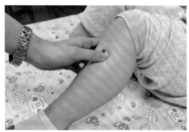

图⑦ 图⑧

3. 脾胃阴虚

临床表现:口干多饮,不喜进食,皮肤干燥,缺乏润泽,大便多干结,舌苔多见光剥,舌质红。

治疗原则:养阴和胃。

推拿处方:

第一步:补脾经(定位:拇指末节螺纹面。操作:用拇指螺纹面轻附于患者拇指螺纹面上,做顺时针方向的环旋移动为补脾经)300 次,如图①。

第二步:揉二人上马(定位:手背部环指与小指掌指关节后凹陷中。操作:示指螺纹面放在掌面与穴位相对处,用拇指指端揉本穴)1分钟,如图②。

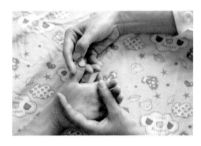 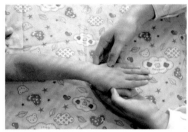

图①　　　　　　　　　　　图②

　　第三步:揉中脘(定位:腹部正中线,脐上四寸。操作:以中指或拇指或手掌揉本穴,称揉中脘)1分钟,如图③。

　　第四步:揉天枢(定位:肚脐旁开2寸,左右各一穴。操作:用示、中或拇、示两指按揉本穴,称按揉天枢)1分钟,如图④。

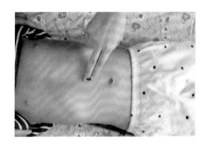 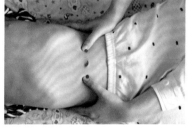

图③　　　　　　　　　　　图④

　　第五步:摩腹(定位:腹部。操作:用全手掌或四指螺纹面顺、逆时针摩整个腹部)各3分钟,如图⑤。

　　第六步:分推腹阴阳(定位:腹部。操作:以两手大拇指沿两肋边缘向两旁分推,称分推腹阴阳)100 次,如图⑥。

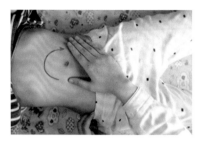 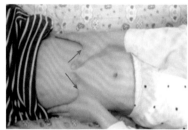

图⑤   图⑥

第七步:捏脊(定位:大椎至长强呈一直线,是小儿身体上最长的线状穴。操作:用拇指后按,示、中指两指在前,或用示指屈曲,以中指桡侧后按,拇指在前,两手自下而上捏脊柱,为补法,反之为泻法)5 遍,如图⑦。

第八步:按揉足三里(定位:外膝眼下 3 寸,胫骨前嵴外一横指处。操作:用拇指按揉本穴,可双侧同时操作,称按揉足三里)1 分钟,如图⑧。

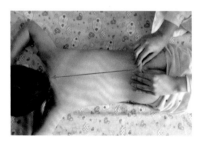 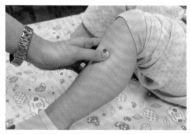

图⑦   图⑧

八、呃 逆

呃逆是指气逆上冲,喉间呃呃连声,声短而频,令人不能自制的一种病症。古称"哕",又称"哕逆"。引起呃逆的原因与情绪改变、饮食过急过饱、吸入冷空气等有关。常见于现代医学胃、肠、肝胆、食管、纵隔疾病等引起的膈肌痉挛。

1. 胃 寒 型

临床表现:呃声沉缓而长,呃声有力,胃脘部不舒,得热则减,得寒则重,饮食减少,口不渴,舌质淡,苔薄白。

治疗原则:温中散寒。

推拿处方:

第一步:推上三关(定位:前臂桡侧,阳池至曲池呈一直线。操作:用拇指桡侧面或示、中两指螺纹面自腕推向肘)300 次,如图①。

第二步:横纹推向板门(定位:拇指下,掌面大鱼际的中点,以指点之有大如豆粒的筋头,重按有酸麻感,为板门的部位。操作:用拇指螺纹面自腕横纹推向拇指根,称横纹推向板门)300 次,如图②。

第三步:揉天突(定位:胸骨上窝正中。操作:用中指指端按揉本穴,称按揉天突)、揉膻中(定位:前正中线,两乳头之间。操作:用中指或拇指指端揉本穴,称揉膻中)各 1 分钟,如图③、图④。

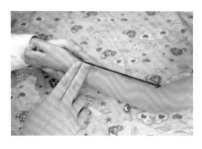

图①

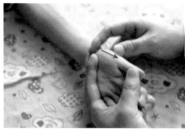

图②

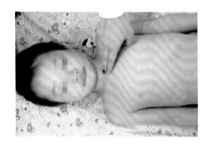

图③

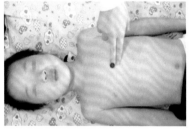

图④

第四步:揉中脘(定位:腹部正中线,脐上四寸。操作:以中指或拇指或手掌揉本穴,称揉中脘)5 分钟,如图⑤。

第五步:按揉胃俞(定位:第 12 胸椎与第 1 腰椎棘突之间,左右旁开各 1.5 寸。操作:用两手拇指,或单用示、中两指指端按揉本穴,称揉胃俞)1 分钟,如图⑥。

第六步:全掌横擦背部,以透热为度,如图⑦。

第七步:揉足三里(定位:外膝眼下 3 寸,胫骨前嵴外一横指处。操作:用拇指指腹按揉本穴,可双侧同时操作,称揉足三里)1 分钟,如图⑧。

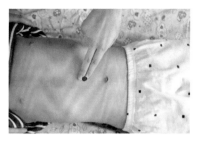

图⑤

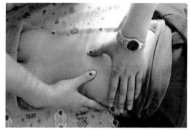

图⑥

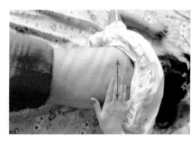

图⑦

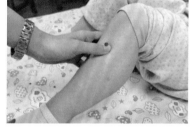

图⑧

2. 胃　热　型

临床表现：呃声洪亮，冲逆而出，口臭烦渴，多喜冷饮，小便赤短，大便秘结，舌质红，苔黄。

治疗原则：清降泄热。

推拿处方：

第一步：清胃经（定位：拇指掌面近掌端第一节。操作：向指根方向直推为清，称清胃经）300 次，如图①。

第二步：横纹推向板门（定位：拇指下，掌面大鱼际的中点,以指点之有大如豆粒的筋头,重按有酸麻感,为板门的部位。操作:用拇指螺纹面自腕横纹推向拇指根,称横纹推向板门)300次,如图②。

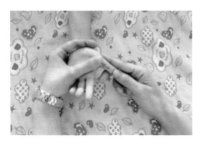 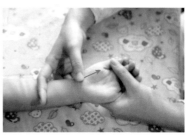

图①　　　　　　　　　　　图②

第三步:退下六腑(定位:前臂尺侧,阴池至少海呈一直线。操作:一手握其手腕,另一手示指、中指两螺纹面自肘推向腕部,称退下六腑)300次,如图③。

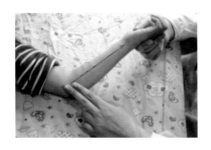

图③

第四步:揉天突(定位:胸骨上窝正中。操作:用中指指端按揉本穴,称按揉天突)、揉膻中(前正中线,两乳头之间。操作:用中指或拇指指端揉本穴,称揉膻中)各1分钟,如图④、图⑤。

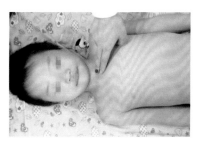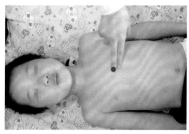

图④　　　　　　　　　　图⑤

　　第五步:揉中脘(定位:腹部正中线,脐上四寸。操作:以中指或拇指或手掌揉本穴,称揉中脘)5分钟,如图⑥。

　　第六步:揉足三里(定位:外膝眼下3寸,胫骨前嵴外一横指处。操作:用拇指指腹按揉本穴,可双侧同时操作,称揉足三里)2分钟,如图⑦。

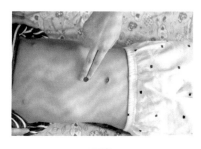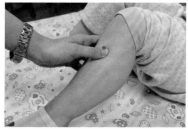

图⑥　　　　　　　　　　图⑦

3. 食 滞 型

　　临床表现:呃声短频有力,厌食,脘腹胀满,嗳腐吞酸,舌苔厚腻。

　　治疗原则:健脾消食。

推拿处方：

第一步：清脾经(定位：拇指末节螺纹面。操作：拇指伸直，由指端经螺纹面向指根方向直推为清，称清脾经)、补脾经(定位：拇指末节螺纹面。操作：用拇指螺纹面轻附于患者拇指螺纹面上，做顺时针方向的环旋移动为补脾经)各200次，如图①、图②。

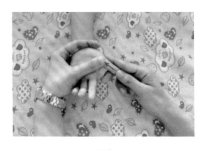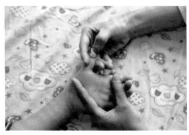

图①   图②

第二步：清大肠(定位：示指桡侧缘，赤白肉际处，由指尖到指根。操作：由虎口直推向示指指端)300次，如图③。

第三步：揉板门(定位：拇指下，掌面大鱼际的中点，以指点之有大如豆粒的筋头，重按有酸麻感，为板门的部位。操作：用拇指或中指指端揉本穴，称揉板门)50次，如图④。

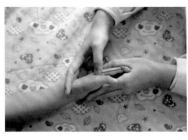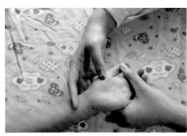

图③   图④

　　第四步:横纹推向板门(定位:拇指下,掌面大鱼际的中点,以指点之有大如豆粒的筋头,重按有酸麻感,为板门的部位。操作:用拇指螺纹面自腕横纹推向拇指根,称横纹推向板门)300 次,如图⑤。

　　第五步:掐揉四缝(定位:掌侧示指、中指、环指、小指近节指间关节处。操作:用拇指指甲逐个掐揉,称掐揉四缝)10 次,如图⑥。

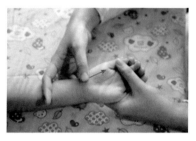
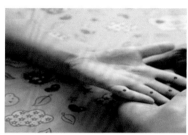

图⑤　　　　　　　　　　　　图⑥

　　第六步:揉天突(定位:胸骨上窝正中。操作:用中指指端按揉本穴,称揉天突)、揉膻中(定位:前正中线,两乳头之间。操作:用中指或拇指指端揉本穴,称揉膻中)各 1 分钟,如图⑦、图⑧。

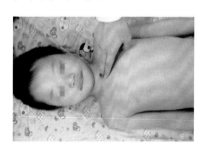
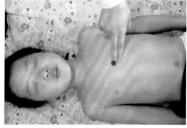

图⑦　　　　　　　　　　　　图⑧

第七步:揉中脘(定位:腹部正中线,脐上四寸。操作:以中指或拇指或手掌揉本穴,称揉中脘)5分钟,如图⑨。

第八步:揉足三里(定位:外膝眼下3寸,胫骨前嵴外一横指处。操作:用拇指指腹按揉本穴,可双侧同时操作,称揉足三里)1分钟,如图⑩。

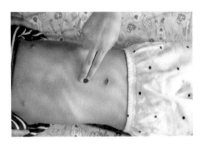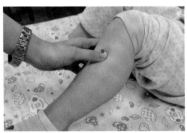

图⑨   图⑩

4. 气 郁 型

临床表现:呃逆连声,脘腹胀满,情志不畅则发作,情志转舒则缓解,或有恶心,口苦食少,舌苔薄白。

治疗原则:顺气降逆。

推拿处方:

第一步:横纹推向板门(定位:拇指下,掌面大鱼际的中点,以指点之有大如豆粒的筋头,重按有酸麻感,为板门的部位。操作:用拇指螺纹面自腕横纹推向拇指根,称横纹推向板门)300次,如图①。

第二步:揉天突(定位:胸骨上窝正中。操作:用中指指端按揉本穴,称按揉天突)、揉膻中(定位:前正中线,两乳头之间。操作:用中指或拇指指端揉本穴,称揉膻中)各1分

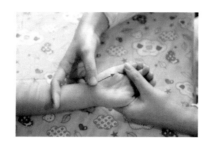

图①

钟,如图②、图③。

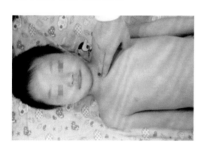

图②

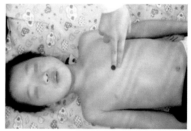

图③

　　第三步:推膻中(定位:前正中线,两乳头之间。操作:用食、中两指自胸骨切迹向下直推至剑突)100 次,如图④。

　　第四步:按摩中脘(腹部正中线,脐上 4 寸,用全手掌面或小指、中指、环指、小指螺纹面顺时针按摩本穴)5 分钟,如图⑤。

　　第五步:分推腹阴阳(定位:腹部。操作:以两手大拇指沿两肋边缘向两旁分推,称分推腹阴阳)100 次,如图⑥。

　　第六步:按弦搓摩 100 次(定位:从腋下两胁至天枢处。

操作:以两手掌从两腋下自上向下搓摩至两天枢处,称按弦走搓摩),如图⑦。

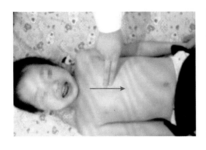

图④

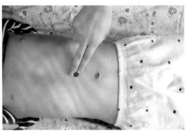

图⑤

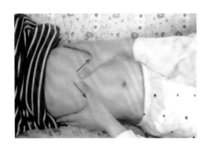

图⑥

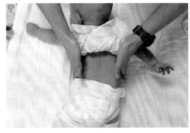

图⑦

第七步:揉足三里(定位:外膝眼下 3 寸,胫骨前嵴外一横指处。操作:用拇指指腹按揉本穴,可双侧同时操作,称揉足三里)1 分钟,如图⑧。

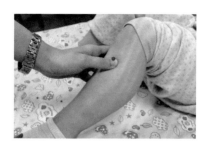

图⑧

5. 气 虚 型

临床表现:呃声低沉无力,气短,面色苍白,手足不温,食少困倦,舌质淡,苔薄白。

治疗原则:补中益气。

推拿处方:

第一步:横纹推向板门(定位:拇指下,掌面大鱼际的中点,以指点之有大如豆粒的筋头,重按有酸麻感,为板门的部位。操作:用拇指螺纹面自腕横纹推向拇指根,称横纹推向板门)300 次,如图①。

第二步:推上三关(定位:前臂桡侧,阳池至曲池呈一直线。操作:用拇指桡侧面或示、中两指螺纹面自腕推向肘)300 次,如图②。

第三步:揉天突(定位:胸骨上窝正中。操作:用中指指端按揉本穴,称按揉天突)、揉膻中(定位:前正中线,两乳头之间。操作:用中指或拇指指端揉本穴,称揉膻中)各 1 分钟,如图③、图④。

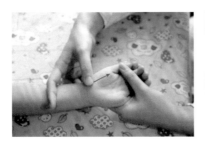

图①

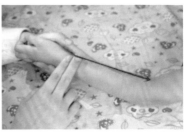

图②

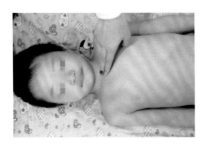

图③

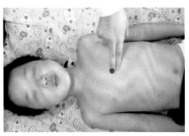

图④

第四步:揉中脘(定位:腹部正中线,脐上四寸。操作:以中指或拇指或手掌揉本穴,称揉中脘)5分钟,如图⑤。

第五步:摩脐(定位:肚脐处。操作:用全手掌或四指螺纹面附着于肚脐处,以腕关节连同前臂做顺时针方向环形移动摩擦,称摩脐)5分钟,如图⑥。

第六步:按揉脾俞(定位:第11胸椎与第12胸椎棘突之间,左右旁开各1.5寸。操作:用两手拇指,或单手示、中两指指端按揉本穴,称揉脾俞)如图⑦。

第七步:捏脊(定位:大椎至长强呈一直线,是小儿身体上最长的线状穴。操作:用拇指后按,示、中指两指在前,或用示指屈曲,以中指桡侧后按,拇指在前,两手自下而上捏脊柱,为补法,反之为泻法)5遍,如图⑧。

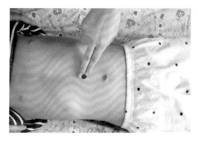
图⑤

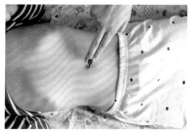
图⑥

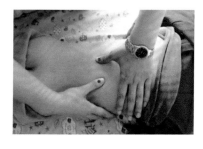
图⑦

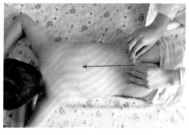
图⑧

　　第八步:揉足三里(双侧)(定位:外膝眼下 3 寸,胫骨前嵴外一横指处。操作:用拇指按揉本穴)各 1 分钟,如图⑨。

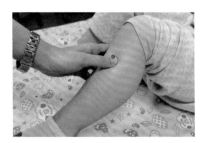

图⑨

九、呕 吐

呕吐是由于胃气上逆而引起的以呕吐为主要表现的消化道常见疾病,可见于多种疾病中。由于小儿胃脏娇嫩,贲门松弛,如果喂养不当,可出现少量乳汁溢出,此称溢乳,不属于病态。

1. 伤 食 吐

临床表现:呕吐酸溲,口气臭秽,胸闷厌食,肚腹胀痛,大便酸臭,或溏或秘,苔厚腻,脉滑实,指纹色紫而滞。

治疗原则:消食导滞,和中降逆。

推拿处方:

第一步:清、补脾经(脾经定位:拇指末节螺纹面。清脾经操作:拇指伸直,由指端经螺纹面向指根方向直推为清脾经;补脾经操作:螺纹面轻附于患者拇指螺纹面上,做顺时针方向的环旋移动为补脾经)各 300 次,如图①、图②。

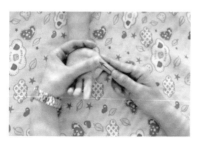
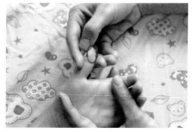

图①　　　　　　　　图②

第二步:顺运内八卦（定位:手掌面,以掌心为圆心,从圆心至中指根横纹的 2/3 处为半径,所作圆周,八卦穴即在此圆周上。操作:家长一手持小儿四指以固定,掌心向上,拇指按定离卦,另手示、中两指夹持小儿拇指,拇指自乾卦运至兑卦,称顺运内八卦)200 次,如图③。

第三步:横纹推向板门(定位:拇指下,掌面大鱼际的中点,以指点之有大如豆粒的筋头,重按有酸麻感,为板门的部位。操作:用中指或拇指螺纹面推本穴,自腕横纹推向板门,称横纹推向板门)300 次,如图④。

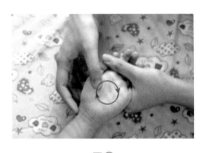
图③

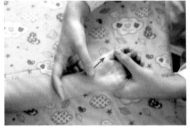
图④

第四步:清大肠(定位:示指桡侧缘,赤白肉际处,由指尖到指根。操作:由虎口直推向示指指端,称清大肠)300 次,如图⑤。

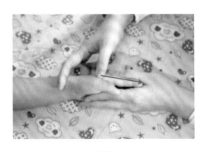
图⑤

第五步：揉中脘（定位：腹部正中线，脐上四寸。操作：以中指或拇指或手掌揉本穴，称揉中脘）3分钟，如图⑥。

第六步：分推腹阴阳（定位：腹部。操作：以两手大拇指沿两肋边缘向两旁分推，称分推腹阴阳）50次，如图⑦。

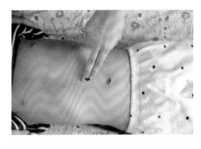 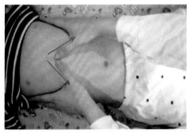

图⑥　　　　　　　　　　　图⑦

第七步：推天柱骨（自上而下）（定位：颈后发际正中至大椎呈一直线。操作：用拇指或示、中两指螺纹面自上而下直推，力度可较大些，称推天柱骨）200次，如图⑧。

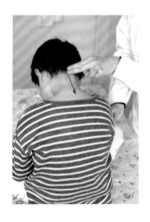

图⑧

第八步:推下七节骨(定位:第4腰椎棘突向下至尾椎骨端即长强穴,呈一直线。操作:用拇指或示、中两指螺纹面自上而下直推)100次,如图⑨。

第九步:揉双侧足三里(定位:外膝眼下3寸,胫骨前嵴外一横指处。操作:用拇指揉按本穴,双侧同时操作,称揉双侧足三里)3分钟,如图⑩。

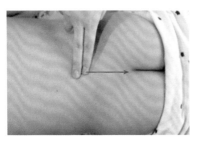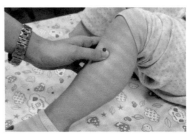

图⑨　　　　　　　　　　　图⑩

2. 寒　吐

临床表现:饮食稍多即吐,时作时止,吐物酸臭不甚,面色苍白,四肢欠温,腹痛喜暖,大便溏薄,舌淡苔薄白,脉迟,指纹色红。

治疗原则:温中散寒,和胃降逆。

推拿处方:

第一步:补脾经(定位:拇指末节螺纹面。操作:用拇指螺纹面轻附于患者拇指螺纹面上,做顺时针方向的环旋移动为补脾经)300次,如图①。

第二步:横纹推向板门(定位:拇指下,掌面大鱼际的中点,以指点之有大如豆粒的筋头,重按有酸麻感,为板门的部位。操作:用中指或拇指螺纹面推本穴,自腕横纹推向板门,称横纹推向板门)300次,如图②。

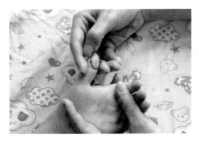

图①

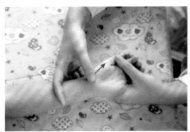

图②

　　第三步:揉外劳宫(定位:在手背,当第2、3掌骨之间,掌指关节后0.5寸。操作:用拇指指腹揉本穴,称揉外劳宫)300次,如图③。

　　第四步:推上三关(定位:前臂桡侧,阳池至曲池呈一直线。操作:用拇指桡侧面或示、中两指螺纹面自腕推向肘,称推上三关)300次,如图④。

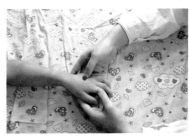

图③

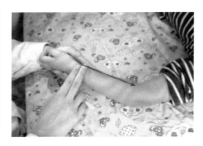

图④

第五步：揉中脘（定位：腹部正中线，脐上四寸。操作：以中指或拇指或手掌揉本穴，称揉中脘）3分钟，如图⑤。

第六步：推天柱骨（自上而下）（定位：颈后发际正中至大椎呈一直线。操作：用

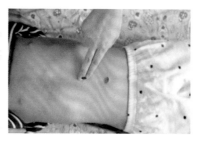

图⑤

拇指或示、中两指螺纹面自上而下直推，力度可较大些，称推天柱骨）200次，如图⑥。

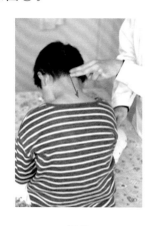

图⑥

3. 热 吐

临床表现：食入即吐，呕吐物酸臭，身热口渴，烦躁不安，大便黏滞臭秽或秘结，小便黄赤，唇舌红而干，苔黄腻，脉滑数，指纹色紫。

治疗原则：清热和胃，降逆止呕。

推拿处方:

第一步:清脾经(定位:拇指末节螺纹面。操作:拇指伸直,由指端经螺纹面向指根方向直推为清,称清脾经)100次,如图①。

第二步:横纹推向板门(定位:拇指下,掌面大鱼际的中点,以指点之有大如豆粒的筋头,重按有酸麻感,为板门的部位。操作:用中指或拇指螺纹面推本穴,自腕横纹推向板门,称横纹推向板门)300次,如图②。

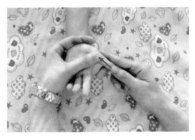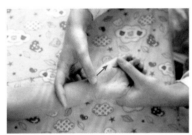

图①　　　　　　　　　　　图②

第三步:清大肠(定位:示指桡侧缘,赤白肉际处,由指尖到指根。操作:由虎口直推向示指指端,称清大肠)300次,如图③。

第四步:退下六腑(定位:前臂尺侧,阴池至少海呈一直线。操作:一手握其手腕,另一手示指、中指两螺纹面自肘推向腕部,称退下六腑)200次,如图④。

第五步:揉中脘(定位:腹部正中线,脐上四寸。操作:以中指或拇指或手掌揉本穴,称揉中脘)3分钟,如图⑤。

第六步:推天柱骨(自上而下)(定位:颈后发际正中至大椎呈一直线。操作:用拇指或示中两指螺纹面自上而下直推,力度可较大些,称推天柱骨)200 次,如图⑥。

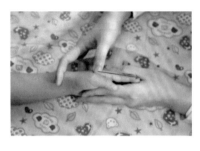

图③

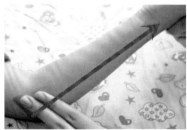

图④

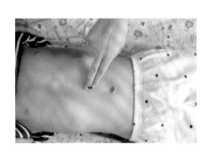

图⑤

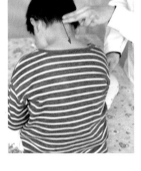

图⑥

第七步:推下七节骨(定位:第 4 腰椎棘突向下至尾椎骨端即长强穴,呈一直线。操作:用拇指或示、中两指螺纹面自上而下直推)100 次,如图⑦。

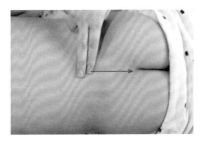

图⑦

十、腹　胀

腹胀是指胃脘及胃脘以下的整个腹部胀满的一种症状。现代医学的急、慢性胃肠炎,胃肠神经症,消化不良,腹腔手术术后多出现腹部胀满。中医学认为本病多因饮食失调,起居无节,湿阻气滞,脾胃虚弱以及瘀血阻滞经脉等原因引起。常见症状为腹部胀满,可见腹部胀大,叩之如鼓,伴有食欲不振、食少饱闷、嗳腐吞酸、恶心呕吐等症。

1. 食　积

临床表现:脘腹胀满,嗳腐吞酸,或恶心呕吐,大便不通,腹痛拒按,舌苔厚腻。

治疗原则:消食导滞。

推拿处方:

第一步:清大肠(定位:示指桡侧缘,赤白肉际处,由指尖到指根。操作:由虎口直推向示指指端)200次,如图①。

第二步:揉板门(定位:拇指下,掌面大鱼际的中点,以指点之有大如豆粒的筋头,重按有酸麻感,为板门的部位。操作:用拇指或中指指端揉本穴)50次,如图②。

第三步:揉膻中(定位:前正中线,两乳头之间。操作:用中指或拇指指端揉本穴)50次,如图③。

第四步:直推膻中(定位:前正中线,两乳头之间。操作:用示、中两指自胸骨切迹向下直推至剑突,称推膻中)50次,如图④。

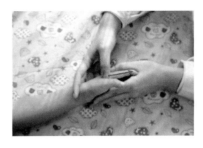

图①

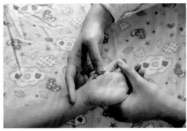

图②

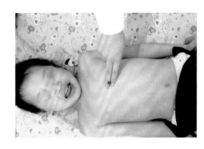

图③

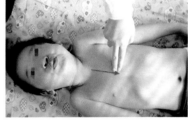

图④

第五步:摩中脘(定位:腹部正中线,脐上 4 寸。操作:用全手掌或四指螺纹面顺时针摩本穴)5 分钟,如图⑤。

第六步:分推腹阴阳(定位:腹部。操作:以两手大拇指沿两肋边缘向两旁分推)30 次,如图⑥。

第七步:点揉水分(定位:在上腹部,脐中上 1 寸,前正中线上。操作:用示、中或拇、示两指揉本穴)1 分钟,如图⑦。

第八步:揉天枢(定位:脐旁 2 寸,左右成对。操作:用示、中或拇、示两指揉本穴)1 分钟,如图⑧。

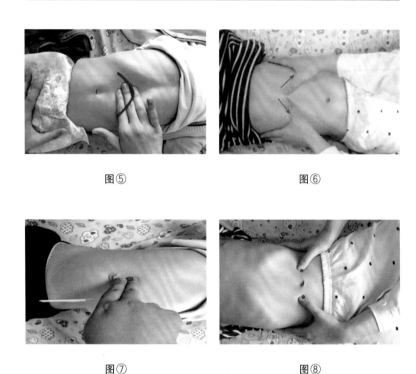

图⑤   图⑥

图⑦   图⑧

第九步:揉足三里(双侧)(定位:外膝眼下3寸,胫骨前嵴外一横指处。操作:用拇指按揉本穴)各1分钟,如图⑨。

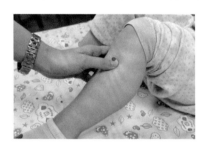

图⑨

2. 湿　阻

临床表现:腹胀满闷不舒,倦怠乏力,或咳嗽吐痰,痰黏不爽,舌苔厚腻。

治疗原则:燥湿健脾。

推拿处方:

第一步:退下六腑(定位:前臂尺侧,阴池至少海呈一直线。操作:一手握其手腕,另一手示指、中指两螺纹面自肘推向腕部,称推下六腑)300 次,如图①。

第二步:揉膻中(定位:前正中线,两乳头之间。操作:用中指或拇指指端揉本穴)50 次,如图②。

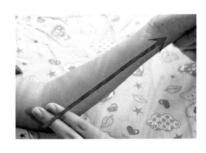
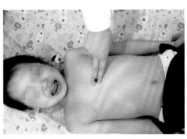

图①　　　　　　　　　　图②

第三步:直推膻中(定位:前正中线,两乳头之间。操作:用示、中两指自胸骨切迹向下直推至剑突,称推膻中)50 次,如图③。

第四步:摩中脘(定位:腹部正中线,脐上 4 寸。操作:用全手掌或四指螺纹面顺时针摩本穴)5 分钟,如图④。

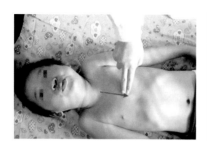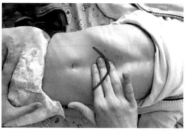

图③　　　　　　　　　　图④

第五步:分推腹阴阳(定位:腹部。操作:以两手大拇指沿两肋边缘向两旁分推)30 次,如图⑤。

第六步:点揉水分(定位:在上腹部,脐中上 1 寸,前正中线上。操作:用示、中或拇、示两指揉本穴)1 分钟,如图⑥。

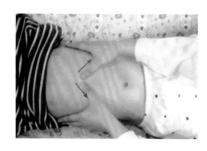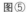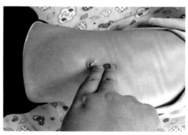

图⑤　　　　　　　　　　图⑥

第七步:按揉脾俞(定位:位于背部第 11 胸椎棘突下,后正中线旁开 1.5 寸处。操作:用示指、中指或拇指两指按揉,称按揉脾俞)1 分钟,如图⑦。

第八步:揉足三里(双侧)(定位:外膝眼下 3 寸,胫骨前嵴外一横指处。操作:用拇指按揉本穴)各 1 分钟,如图⑧。

第九步:按揉丰隆(定位:外踝上 8 寸,胫骨前缘外侧1.5 寸,胫腓骨之间。操作:用拇指或中指指端按揉本穴)50次,如图⑨。

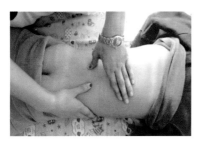
图⑦

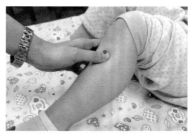
图⑧

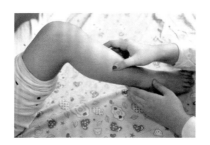
图⑨

3. 脾　虚

临床表现:腹部胀满,不欲饮食,喜温喜按,气短乏力,大便溏薄,四肢欠温,舌质淡,苔薄白。

治疗原则:补气健脾。

推拿处方:

第一步:补脾经(定位:拇指末节螺纹面。操作:用拇指

螺纹面轻附于患者拇指螺纹面上,做顺时针方向的环旋移动为补脾经)300次,如图①。

第二步:补大肠(定位:示指桡侧缘,赤白肉际处,由指尖到指根。操作:由示指指端直推向虎口为补,称补大肠)100次,如图②。

第三步:揉膻中(定位:前正中线,两乳头之间。操作:用中指或拇指指端揉本穴)50次,如图③。

第四步:直推膻中(定位:前正中线,两乳头之间。操作:用示、中两指自胸骨切迹向下直推至剑突,称推膻中)50次,如图④。

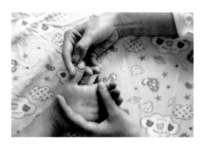

图①

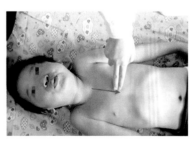

图②

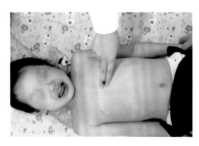

图③

图④

第五步：摩中脘（定位：腹部正中线，脐上 4 寸。操作：用全手掌或四指螺纹面顺时针摩本穴）5 分钟，如图⑤。

第六步：分推腹阴阳（定位：腹部。操作：以两手大拇指沿两肋边缘向两旁分推）30 次，如图⑥。

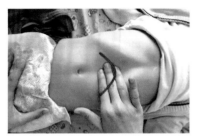
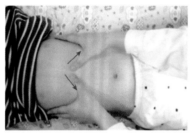

图⑤　　　　　　　　　　　　图⑥

第七步：点揉水分（定位：在上腹部，脐中上 1 寸，前正中线上。操作：用示、中或拇、示两指揉本穴）1 分钟，如图⑦。

第八步：按揉脾俞（定位：位于背部第 11 胸椎棘突下，后正中线旁开 1.5 寸处。操作：用示指、中指或拇指两指按揉，称按揉脾俞）1 分钟，如图⑧。

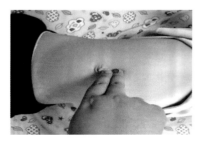
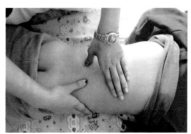

图⑦　　　　　　　　　　　　图⑧

第九步:揉足三里(双侧)(定位:外膝眼下 3 寸,胫骨前嵴外一横指处。操作:用拇指按揉本穴)各 1 分钟,如图⑨。

第十步:捏脊(定位:大椎至长强呈一直线,是小儿身体上最长的线状穴。操作:用拇指后按,示、中指两指在前,或用示指屈曲,以中指桡侧后按,拇指在前,两手自下而上捏脊柱,为补法,反之为泻法)5 遍,如图⑩。

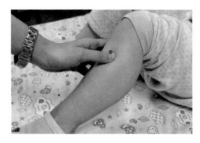
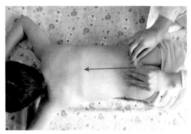

图⑨　　　　　　　　　　　　图⑩

十一、腹　痛

　　腹痛主要指胃脘以下、脐周围及小腹疼痛为主症的无外科急腹症指征的一类功能性腹痛。

　　腹痛在临床上极为常见，涉及范围很广，许多内、外科疾病均能引起腹痛。有器质性的腹痛，也有功能性的腹痛。在器质性腹痛中，特别包括一部分急腹症在内，常需紧急处理，有些需要外科手术治疗。因此，临诊时必须全面检查，及早做出正确的诊断，以免延误病机。本节主要介绍因腹部中寒、乳食积滞、脏腑虚寒、胃肠结热、气滞血瘀引起的腹痛。

1. 腹部中寒

　　临床表现：腹痛暴作，多呈绞痛，常在受凉或食入生冷后发作，腹部柔软，遇冷痛剧，得温则舒，面色苍白或青白，四肢不温，大便清稀，小便清长，舌淡苔薄白，脉沉紧，指纹色红。

　　治疗原则：温中散寒，理气止痛。

　　推拿处方：

　　第一步：补脾经（定位：拇指末节螺纹面。操作：用拇指螺纹面轻附于患者拇指螺纹面上，做顺时针方向的环旋移动为补脾经）300 次，如图①。

　　第二步：揉外劳宫（定位：在手背，当第 2、3 掌骨之间，掌指关节后 0.5 寸。操作：以拇指指腹揉，称揉外劳宫）300 次，如图②。

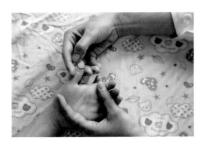 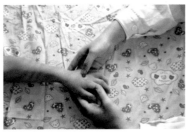

图①   图②

第三步：推上三关（定位：前臂桡侧，阳池至曲池呈一直线。操作：用拇指桡侧面或示、中两指螺纹面自腕推向肘）300次，如图③。

第四步：掐揉一窝风（定位：手背，腕横纹正中凹陷中。操作：用拇指指甲掐之，随后用中指或拇指指端重揉，称掐揉一窝风）50次，如图④。

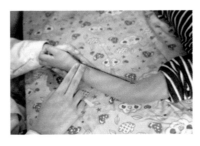 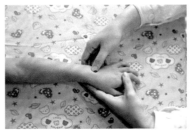

图③   图④

第五步：摩腹（顺）（定位：腹部。操作：用全手掌或四指螺纹面顺时针摩整个腹部）5分钟，如图⑤。

第六步：揉脐（定位：肚脐。操作：用中指指端或掌根揉）

3分钟,如图⑥。

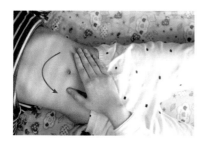
图⑤

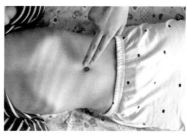
图⑥

　　第七步:拿肚角(定位:脐下 2 寸,前正中线旁开 2 寸。操作:用双手拇指与示、中两指对拿本穴)5 次,如图⑦。

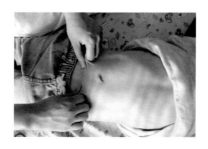
图⑦

2. 乳食积滞

　　临床表现:腹部胀满疼痛,拒按,厌食纳呆,嗳腐吞酸,口气秽臭,矢气频作,恶臭味,腹痛欲泻,便中夹有不消化食物,或见便秘,可伴呕吐酸秽之物,舌苔厚腻,脉弦滑,指纹紫滞。

　　治疗原则:消食导滞,和中止痛。

推拿处方：

第一步：清脾经（定位：拇指末节螺纹面。操作：拇指伸直，由指端经螺纹面向指根方向直推为清，称清脾经）300次，如图①。

第二步：清大肠（定位：示指桡侧缘，赤白肉际处，由指尖到指根。操作：由虎口直推向示指指端）300次，如图②。

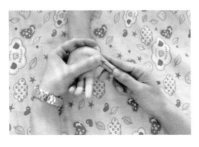
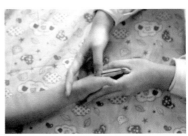

图①   图②

第三步：揉板门（定位：拇指下，掌面大鱼际的中点，以指点之有大如豆粒的筋头，重按有酸麻感，为板门的部位。操作：用拇指或中指指端揉本穴，称揉板门）300次，如图③。

第四步：顺运内八卦（定位：手掌面，以掌心为圆心，从圆心至中指根横纹的2/3处为半径，所作圆周，八卦穴即在此圆周上。操作：操作者一手持小儿四指以固定，掌心向上，拇指按定离卦即中指指根，另一手示、中两指夹持小儿拇指，拇指自乾卦运至兑卦，称顺运内八卦）200次，如图④。

第五步：揉中脘（定位：腹部正中线，脐上四寸。操作：以中指或拇指或手掌揉本穴，称揉中脘）1分钟，如图⑤。

第六步：摩腹（顺）（定位：腹部。操作：用全手掌或四指螺纹面顺时针摩整个腹部）5分钟，如图⑥。

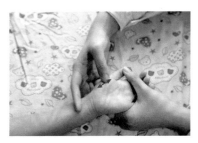
图③

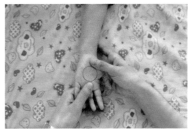
图④

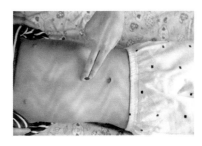
图⑤

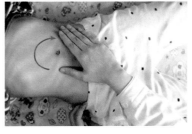
图⑥

第七步：揉天枢（定位：肚脐旁开2寸，左右各一穴。操作：用示、中或拇、示两指按揉本穴，称按揉天枢）1分钟，如图⑦。

第八步：分推腹阴阳（定位：腹部。操作：以两手大拇指沿两肋边缘向两旁分推，称分推腹阴阳）50次，如图⑧。

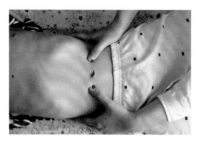 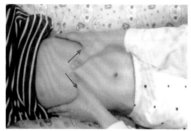

图⑦ 图⑧

第九步:拿肚角(定位:脐下 2 寸,前正中线旁开 2 寸。操作:用双手拇指与示、中两指对拿本穴)5 次,如图⑨。

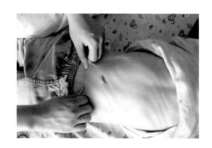

图⑨

3. 脏腑虚寒

临床表现:腹部隐隐作痛,时作时休,缠绵不止,痛处喜按,得温则舒,面色㿠白或萎黄,形体消瘦,精神倦怠,四肢欠温,纳呆,食后腹胀,大便溏薄,舌淡苔白滑,脉细,指纹色淡。

治疗原则:温中理脾,缓急止痛。

推拿处方:

第一步:补脾经(定位:拇指末节螺纹面。操作:用拇指

螺纹面轻附于患者拇指螺纹面上,做顺时针方向的环旋移动为补脾经)300 次,如图①。

　　第二步:补肾经(定位:小指末节螺纹面。操作:由指根向指端方向直推补,或旋推,称补肾经)300 次,如图②。

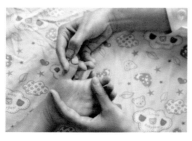 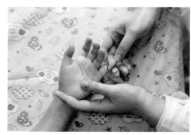

图①　　　　　　　　　　　　图②

　　第三步:揉外劳宫(定位:在手背,当第 2、3 掌骨之间,掌指关节后 0.5 寸。操作:以拇指指腹揉,称揉外劳宫)300 次,如图③。

　　第四步:推上三关(定位:前臂桡侧,阳池至曲池呈一直线。操作:用拇指桡侧面或示、中两指螺纹面自腕推向肘)300 次,如图④。

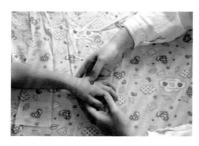 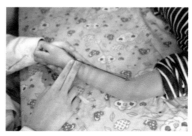

图③　　　　　　　　　　　　图④

第五步:揉中脘(定位:腹部正中线,脐上四寸。操作:以中指或拇指或手掌揉本穴,称揉中脘)1分钟,如图⑤。

第六步:摩腹(顺)(定位:腹部。操作:用全手掌或四指螺纹面顺时针摩整个腹部)5分钟,如图⑥。

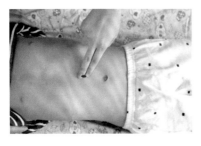
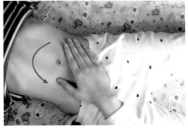

图⑤   图⑥

第七步:揉脐(定位:肚脐。操作:用中指指端或掌根揉)3分钟,如图⑦。

第八步:拿肚角(定位:脐下2寸,前正中线旁开2寸。操作:用双手拇指与示、中两指对拿本穴)5次,如图⑧。

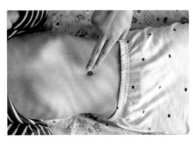
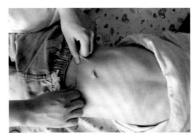

图⑦   图⑧

第九步:按揉足三里(定位:外膝眼下3寸,胫骨前嵴外一横指处。操作:用拇指按揉本穴,可双侧同时操作,称按揉足三里)50 次,如图⑨。

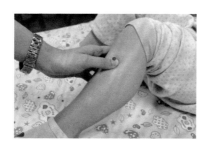

图⑨

4. 胃肠结热

临床表现:腹痛拒按,腹满不适,大便秘结,小便短赤,烦渴引饮,舌红苔黄腻或黄厚而燥,脉洪数,指纹紫。

推拿处方:

第一步:清脾经(定位:拇指末节螺纹面。操作:拇指伸直,由指端经螺纹面向指根方向直推为清,称清脾经)300次,如图①。

第二步:清大肠(定位:示指桡侧缘,赤白肉际处,由指尖到指根。操作:由虎口直推向示指指端)300 次,如图②。

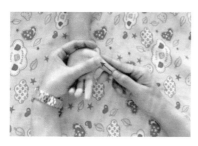

图①

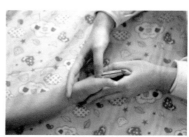

图②

第三步：退下六腑（定位：前臂尺侧，阴池至少海呈一直线。操作：一手握其手腕，另一手示指、中指两螺纹面自肘推向腕部，称推下六腑）300 次，如图③。

第四步：摩腹（顺）（定位：腹部。操作：用全手掌或四指螺纹面顺时针摩整个腹部）5 分钟，如图④。

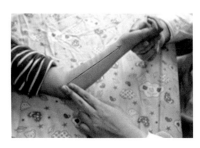
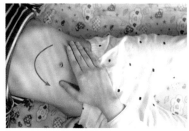

图③   图④

第五步：揉脐（定位：肚脐。操作：用中指指端或掌根揉）3 分钟，如图⑤。

第六步：拿肚角（定位：脐下 2 寸，前正中线旁开 2 寸。操作：用双手拇指与示、中两指对拿本穴），如图⑥。

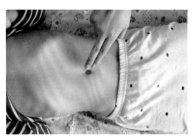
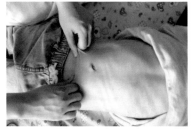

图⑤   图⑥

第七步:推下七节骨(定位:第 4 腰椎棘突向下至尾椎骨端即长强穴,呈一直线。操作:用拇指或示、中两指螺纹面自上而下直推)100 次,如图⑦。

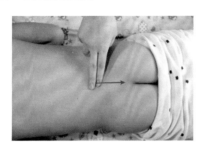

图⑦

5. 气滞血瘀

临床表现:脘腹胀闷作痛,可波及少腹及胸胁,或痛如针刺,痛势较剧,疼痛经久不愈,痛有定处,拒按,昼轻夜重,脉弦,舌紫黯、有瘀点,指纹紫滞。

治疗原则:活血化瘀,行气止痛。

推拿处方:

第一步:清脾经(定位:拇指末节螺纹面。操作:拇指伸直,由指端经螺纹面向指根方向直推为清,称清脾经)300 次,如图①。

第二步:清肝经(定位:示指末节螺纹面。操作:示指伸直,由指端向指根方向直推为清,称清肝经)300 次,如图②。

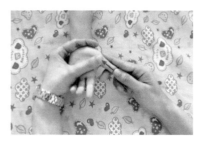 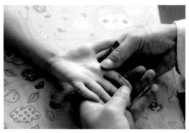

图①　　　　　　　　　　图②

第三步:按弦走搓摩(定位:从腋下两胁至天枢处。操作:以两手掌从两腋下自上向下搓摩至两天枢处,称按弦走搓摩)50 次,如图③。

第四步:摩腹(顺)(定位:腹部。操作:用全手掌或四指螺纹面顺时针摩整个腹部)5 分钟,如图④。

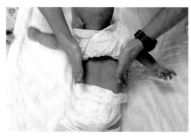 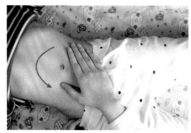

图③　　　　　　　　　　图④

第五步:揉脐(定位:肚脐。操作:用中指指端或掌根揉)3 分钟,如图⑤。

第六步:拿肚角(定位:脐下 2 寸,前正中线旁开 2 寸。操作:用双手拇指与示、中两指对拿本穴)5 次,如图⑥。

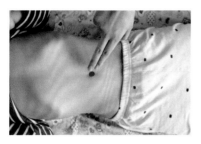
图⑤

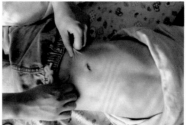
图⑥

十二、腹　泻

腹泻是一种以大便次数增多,形状异常,便下稀薄或呈水样,带有不消化乳食及黏液为特征的婴幼儿常见的消化道疾病。

腹泻一年四季皆可发病,夏秋两季发病率高,2 岁以内易患病,若病情严重或治疗不当,可影响小儿生长及发育,甚至危及生命。

1. 风　寒　型

临床表现:便稀多沫,甚如水样,色淡臭味小,肠鸣腹痛,面色淡白,小便清长,可伴有恶寒发热,鼻塞流涕,苔薄白或白腻,脉濡缓,指纹色红或淡红。

治疗原则:温中散寒,化湿止泻。

推拿处方:

第一步:补脾经(定位:拇指末节螺纹面。操作:用拇指螺纹面轻附于患者拇指螺纹面上,做顺时针方向的环旋移动为补脾经)300 次,如图①。

第二步:补大肠(定位:示指桡侧缘,赤白肉际处,由指尖到指根。操作:由示指指端直推向虎口为补,称补大肠)300次,如图②。

第三步:推上三关(定位:前臂桡侧,阳池至曲池呈一直线。操作:用拇指桡侧面或示、中两指螺纹面自腕推向肘)

300 次,如图③。

第四步:揉外劳宫(定位:在手背,当第 2、3 掌骨之间,掌指关节后 0.5 寸。操作:以拇指指腹揉,称揉外劳宫)100次,如图④。

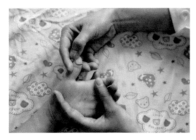

图①

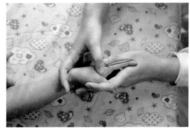

图②

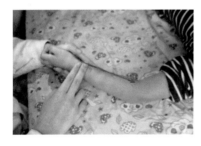

图③

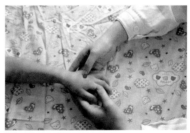

图④

第五步:摩腹(定位:腹部。操作:用全手掌或四指螺纹面顺时针摩整个腹部)8 分钟,如图⑤。

第六步:揉天枢(定位:肚脐旁开 2 寸,左右各一穴。操作:用示、中或拇、示两指按揉本穴,称按揉天枢)1 分钟,如图⑥。

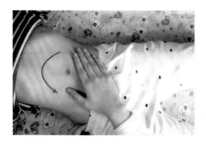
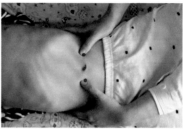

图⑤　　　　　　　　　　　　图⑥

第七步：揉龟尾（定位：尾椎骨端。操作：用拇指或中指指端揉本穴）300次，如图⑦。

第八步：推上七节骨（定位：第4腰椎棘突向下至尾椎骨端即长强穴，呈一直线。操作：用拇指或示、中两指螺纹面自下而上直推）300次，如图⑧。

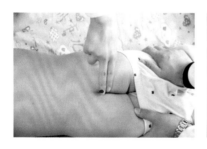
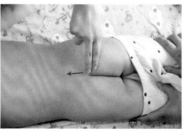

图⑦　　　　　　　　　　　　图⑧

第九步：揉足三里（定位：外膝眼下3寸，胫骨前嵴外一横指处。操作：用拇指按揉本穴，可双侧同时操作，称按揉足三里）1分钟，如图⑨。

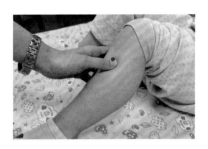

图⑨

2. 湿 热 型

临床表现:腹痛即泻,大便黄褐热臭,一日十余次,可表现为暴注下迫,便如水样,亦可为泻下黏滞不爽。肛门灼热发红,身有微热,烦躁口渴,尿少色黄,舌质红,苔黄腻,脉滑数,指纹紫红。

治疗原则:清热利湿,调中止泻。

推拿处方:

第一步:清脾胃(脾经:拇指末节螺纹面。胃经:拇指掌面近掌端第一节。操作:由拇指端经螺纹面推到拇指根为清脾胃)300 次,如图①。

第二步:清大肠(定位:示指桡侧缘,赤白肉际处。操作:由虎口直推向示指指端为清大肠)300 次,如图②。

第三步:清小肠(定位:小指尺侧缘,赤白肉际处,由指尖到指根。操作:由指根向指尖方向直推为清)100 次,如图③。

第四步:推下六腑(定位:前臂尺侧,阴池至少海呈一直线。操作:一手握其手腕,另一手示指、中指两螺纹面自肘推向腕部,称推下六腑)300 次,如图④。

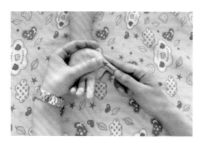

图①

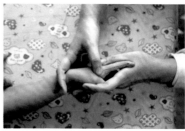

图②

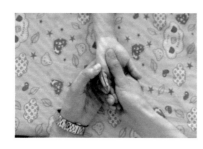

图③

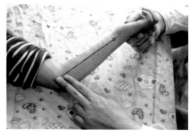

图④

第五步:摩腹(定位:腹部。操作:用全手掌或四指螺纹面顺时针摩整个腹部)8 分钟,如图⑤。

第六步:揉天枢(定位:肚脐旁开 2 寸,左右各一穴。操作:用示、中或拇、示两指按揉本穴,称按揉天枢)1 分钟,如图⑥。

第七步:揉龟尾(定位:尾椎骨端。操作:用拇指或中指指端揉本穴)300 次,如图⑦。

第八步:推上七节骨(定位:第 4 腰椎棘突向下至尾椎骨

端即长强穴,呈一直线。操作:用拇指或示、中两指螺纹面自下而上直推)300次,如图⑧。

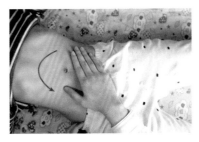

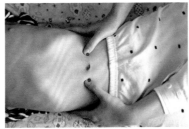

图⑤

图⑥

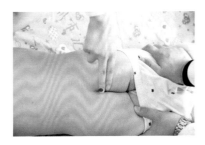

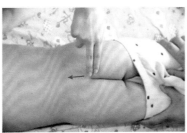

图⑦

图⑧

3. 伤 食 型

临床表现:腹痛腹胀,腹泻量多,酸腐秽臭,常伴有不消化食物残渣,口臭嗳酸,口渴纳少,呕吐酸溲,舌苔厚腻微黄,脉滑数,指纹沉滞,色紫。

治疗原则:消食导滞,和胃止泻。

推拿处方:

第一步:清脾胃(脾经:拇指末节螺纹面。胃经:拇指掌面近掌端第一节。操作:由拇指端经螺纹面推到拇指根为清脾胃)300次,如图①。

第二步:清大肠(定位:示指桡侧缘,赤白肉际处。操作:由虎口直推向示指指端为清大肠)300次,如图②。

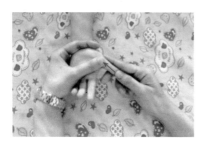 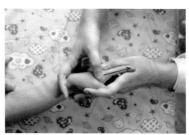

图①   图②

第三步:揉板门(定位:拇指下,掌面大鱼际的中点,以指点之有大如豆粒的筋头,重按有酸麻感,为板门的部位。操作:用拇指或中指指端揉本穴,称揉板门)300次,如图③。

第四步:顺运内八卦(定位:手掌面,以掌心为圆心,从圆心至中指根横纹的2/3处为半径,所作圆周,八卦穴即在此圆周上。操作:操作者一手持小儿四指以固定,掌心向上,拇指按定离卦即中指指根,另一手示、中两指夹持小儿拇指,拇指自乾卦运至兑卦,称顺运内八卦)200次,如图④。

第五步:揉中脘(定位:腹部正中线,脐上四寸。操作:以中指或拇指或手掌揉本穴,称揉中脘)1分钟,如图⑤。

第六步:揉天枢(定位:肚脐旁开2寸,左右各一穴。操作:用示、中或拇、示两指按揉本穴,称按揉天枢)各1分钟,如图⑥。

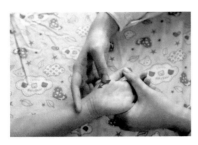

图③

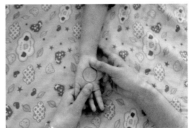

图④

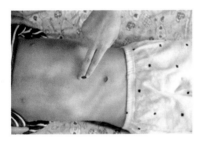

图⑤

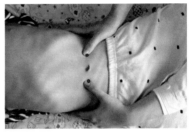

图⑥

　　第七步：摩腹(定位：腹部。操作：用全手掌或四指螺纹面顺时针摩整个腹部)8分钟,如图⑦。

　　第八步：揉龟尾(定位：尾椎骨端。操作：用拇指或中指指端揉本穴)300次,如图⑧。

　　第九步：推上七节骨(定位：第4腰椎棘突向下至尾椎骨端即长强穴,呈一直线。操作：用拇指或示、中两指螺纹面自下而上直推)300次,如图⑨。

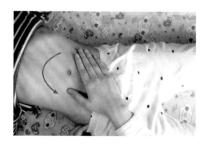

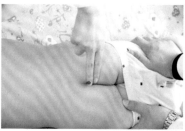

图⑦   图⑧

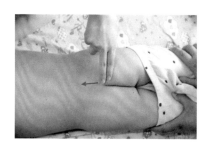

图⑨

4. 脾 虚 型

临床表现:久泻不愈,或时泻时止,或食后即泻,大便清稀,或完谷不化,有大量奶瓣及食物残渣,日泻数次至十余次,食欲缺乏,精神疲惫,睡时露睛,面黄唇淡,舌质淡,苔薄白,脉沉无力,指纹淡红。

治疗原则:健脾益气,温阳止泻。

推拿处方:

第一步:补脾经(定位:拇指末节螺纹面。操作:用拇指

螺纹面轻附于患者拇指螺纹面上,做顺时针方向的环旋移动为补脾经)300次,如图①。

第二步:补大肠(定位:示指桡侧缘,赤白肉际处,由指尖到指根。操作:由示指指端直推向虎口为补,称补大肠)300次,如图②。

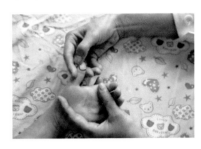 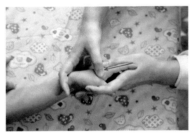

图①　　　　　　　　　　　图②

第三步:推上三关(定位:前臂桡侧,阳池至曲池呈一直线。操作:用拇指桡侧面或示、中两指螺纹面自腕推向肘)300次,如图③。

第四步:摩腹(逆)(定位:腹部。操作:用全手掌或四指螺纹面逆时针摩整个腹部)8分钟,如图④。

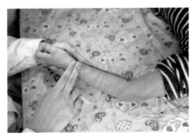 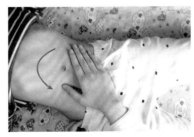

图③　　　　　　　　　　　图④

第五步:揉天枢(定位:肚脐旁开2寸,左右各一穴。操作:用示、中或拇、示两指按揉本穴,称按揉天枢)1分钟,如图⑤。

第六步:揉龟尾(定位:尾椎骨端。操作:用拇指或中指指端揉本穴)300次,如图⑥。

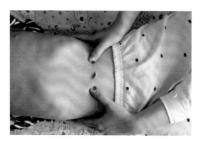

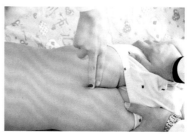

图⑤   图⑥

第七步:推上七节骨(定位:第4腰椎棘突向下至尾椎骨端即长强穴,呈一直线。操作:用拇指或示、中两指螺纹面自下而上直推)300次,如图⑦。

第八步:捏脊(定位:大椎至长强呈一直线,是小儿身体上最长的线状穴。操作:用拇指后按,示、中指两指在前,或用示指屈曲,以中指桡侧后按,拇指在前,两手自下而上捏脊柱,为补法,反之为泻法)5遍,如图⑧。

第九步:揉足三里(定位:外膝眼下3寸,胫骨前嵴外一横指处。操作:用拇指按揉本穴,可双侧同时操作,称按揉足三里)2分钟,如图⑨。

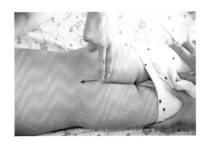

图⑦

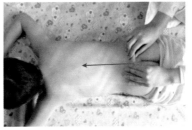

图⑧

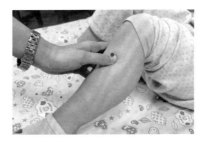

图⑨

十三、便 秘

便秘是大便秘结不通,排便时间延长,或虽有便意,而排便困难的一种病症。

1. 实 秘

临床表现:大便干结呈羊粪状,排便困难,数日不行。伴腹痛腹胀,烦渴口臭,舌红苔黄或黄燥,重者肛裂出血。

治疗原则:清热通便,顺气行滞。

推拿处方:

第一步:清大肠(定位:示指桡侧缘,赤白肉际处,由指尖到指根。操作:由虎口直推向示指指端)300 次,如图①。

第二步:运水入土(定位:手掌面,自小指尖偏尺侧至大指根,沿手掌边呈一弧形曲线。操作:用拇指或中指指端自小指指尖起沿手掌边缘,从小指根起,经小天心、大鱼际、运至大拇指根处)100 次,如图②。

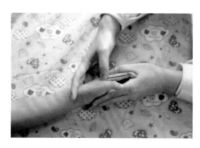
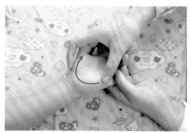

图①   图②

　　第三步:推下六腑(定位:前臂尺侧,阴池至少海呈一直线。操作:一手握其手腕,另一手示指、中指两螺纹面自肘推向腕部,称推下六腑)300 次,如图③。

　　第四步:揉膊阳池(定位:手背横纹中点上 3 寸。操作:用中指或者拇指指端按揉)50 次,如图④。

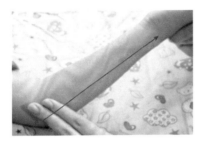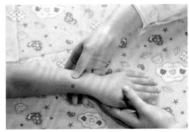

图③　　　　　　　　　　　图④

　　第五步:摩腹(顺)(腹部,用全手掌或四指螺纹面顺时针摩整个腹部)5 分钟,如图⑤。

　　第六步:揉天枢(定位:肚脐旁开 2 寸,左右各一穴。操作:用示、中或拇、示指按揉本穴,称按揉天枢)3 分钟,如图⑥。

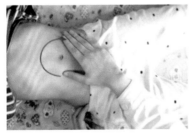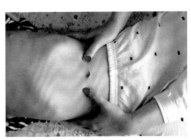

图⑤　　　　　　　　　　　图⑥

第七步：按弦搓摩 100 次（定位：从腋下两胁至天枢处。操作：以两手掌从两腋下自上向下搓摩至两天枢处，称按弦走搓摩），如图⑦。

第八步：揉龟尾 300 次（定位：尾椎骨端。操作：用拇指或中指指端揉本穴）如图⑧。

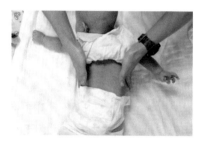

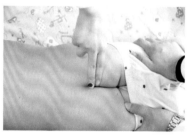

图⑦   图⑧

第九步：推下七节骨 300 次（定位：第 4 腰椎棘突向下至尾椎骨端即长强穴，呈一直线。操作：用拇指或示、中两指螺纹面自上而下直推），如图⑨。

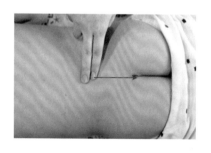

图⑨

2. 虚　秘

临床表现:大便艰涩不畅,伴有面色无华,神疲食少,舌红少津,脉细数。日久可引起脱肛。

推拿处方:

第一步:补脾经(定位:拇指末节螺纹面。操作:用拇指螺纹面轻附于患者拇指螺纹面上,做顺时针方向的环旋移动为补脾经)500 次,如图①。

第二步:清大肠(定位:示指桡侧缘,赤白肉际处,由指尖到指根。操作:由虎口直推向示指指端)200 次,如图②。

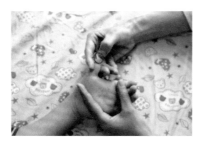 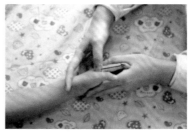

图①　　　　　　　　　　　图②

第三步:运水入土(定位:手掌面,自小指尖偏尺侧至大指根,沿手掌边呈一弧形曲线。操作:用拇指或中指指端自小指指尖起沿手掌边缘,从小指根起,经小天心、大鱼际、运至大拇指根处)200 次,如图③。

第四步:揉二人上马(定位:手背部环指与小指掌指关节后凹陷中。操作:示指螺纹面放在掌面与穴位相对处,用拇指指端揉本穴)50 次,如图④。

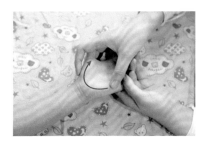

图③

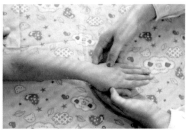

图④

第五步:揉膊阳池(定位:手背横纹中点上3寸。操作:用中指或者拇指指端按揉)50次,如图⑤。

第六步:推上三关(定位:前臂桡侧,阳池至曲池呈一直线。操作:用拇指桡侧面或示、中两指螺纹面自腕推向肘)300次,如图⑥。

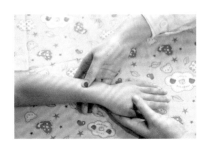

图⑤

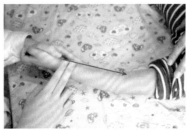

图⑥

第七步:摩腹(顺)(腹部,用全手掌或四指螺纹面顺时针摩整腹部)5分钟,如图⑦。

第八步:揉天枢(定位:肚脐旁开2寸,左右各一穴。操作:用示、中或拇、示两指按揉本穴,称按揉天枢)1分钟,如图⑧。

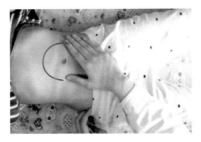

图⑦

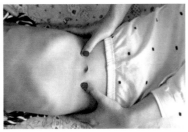

图⑧

　　第九步：揉龟尾 300 次（定位：尾椎骨端。操作：用拇指或中指指端揉本穴）如图⑨。

　　第十步：推下七节骨（定位：第 4 腰椎棘突向下至尾椎骨端即长强穴，呈一直线。操作：用拇指或示、中两指螺纹面自上而下直推）300 次，如图⑩。

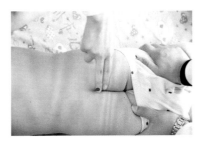

图⑨

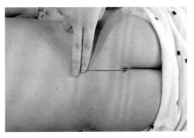

图⑩

　　第十一步：捏脊（定位：大椎至长强呈一直线，是小儿身体上最长的线状穴。操作：用拇指后按，示、中指两指在前，或用示指屈曲，以中指桡侧后按，拇指在前，两手自下而上捏脊柱,为补法,反之为泻法)5遍,如图⑪。

第十二步:按揉足三里(定位:外膝眼下 3 寸,胫骨前嵴外一横指处。操作:用拇指按揉本穴,可双侧同时操作,称按揉足三里)1分钟,如图⑫。

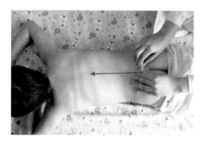 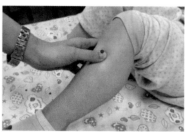

图⑪　　　　　　　　　图⑫

十四、疳 积

　　疳积,是消化吸收功能长期障碍所引起的一种慢性消耗性疾病,与现代医学所称的营养不良症相类似。疳积多见于3岁以下的婴幼儿,主要由于饮食失调,喂养不足,或脾胃虚弱,运化失常,不能运化输布水谷精微,以致气液耗伤,肌肤失养所致。其他慢性疾病久治不愈,长期消耗也能导致本病。

1. 积滞伤脾

　　临床表现:面黄肌瘦,神疲纳呆,腹痛胀满拒按,呕吐酸馊食物或溢奶,口有酸臭味,烦躁哭闹,夜眠不安,可伴身热,有时夜间两腮红赤,大便干结或溏泻秽臭,小便浑浊如米泔,舌质红,苔厚腻,脉弦滑或滑数,指纹紫滞。

　　治疗原则:消积导滞,调理脾胃。

　　推拿处方:

　　第一步:补脾经(定位:拇指末节螺纹面。操作:用拇指螺纹面轻附于患者拇指螺纹面上,做顺时针方向的环旋移动为补脾经)500次,如图①。

　　第二步:揉板门(拇指下,掌面大鱼际的中点,以指点之有大如豆粒的筋头,重按有酸麻感,为板门的部位。操作:用拇指或中指指端揉本穴,称揉板门)300次,如图②。

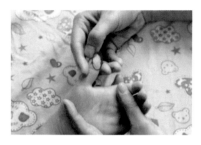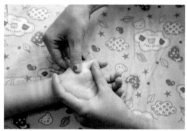

图①   图②

第三步：掐揉四横纹（定位：掌侧示指、中指、环指、小指近节指间关节横纹处。操作：用拇指指甲逐个掐揉本穴，可掐 1 次，揉 3 次，称掐揉四横纹）3 次，如图③。

第四步：顺运内八卦（定位：手掌面，以掌心为圆心，从圆心至中指根横纹的 2/3 处为半径，所作圆周，八卦穴即在此圆周上。操作：家长一手持小儿四指以固定，掌心向上，拇指按定离卦，另手示、中两指夹持小儿拇指，拇指自乾卦运至兑卦，称顺运内八卦）200 次，如图④。

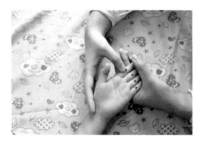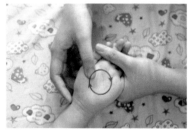

图③   图④

第五步：揉中脘（定位：腹部正中线，脐上四寸。操作：以中指或拇指或手掌揉本穴，称揉中脘），按揉1分钟，如图⑤。

第六步：分推腹阴阳（定位：腹部。操作：以两手大拇指沿两肋边缘向两旁分推，称分推腹阴阳）50次，如图⑥。

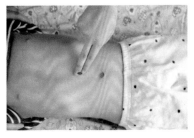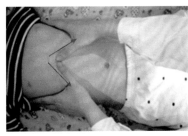

图⑤　　　　　　　　　　　　图⑥

第七步：摩腹（顺时针）（定位：腹部，用全手掌或四指螺纹面顺时针摩整个腹部）5分钟，如图⑦。

第八步：揉天枢（定位：脐旁2寸，左右成对。操作：用示、中或拇、示两指按揉本穴，称按揉天枢）按揉1分钟，如图⑧。

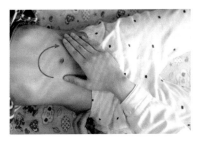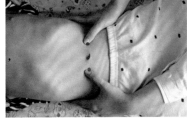

图⑦　　　　　　　　　　　　图⑧

第九步:按揉足三里〔定位:外膝眼下 3 寸,胫骨前嵴外一横指处。操作:用拇指按揉本穴(可双侧同时操作,称按揉足三里)〕按揉 1 分钟,如图⑨。

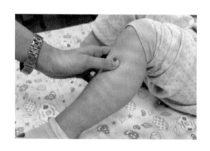

图⑨

2. 脾胃虚损

临床表现:面色萎黄或㿠白,毛发枯黄稀疏,骨瘦如柴,精神萎靡,困倦无力,或烦躁哭闹,睡卧不宁,睡时露睛,四肢不温,食纳量少,腹部凹陷,发育迟缓,大便溏薄,舌淡苔薄,脉细弱无力,指纹色淡。

治疗原则:温中健脾,补益气血。

推拿处方:

第一步:补脾经(定位:拇指末节螺纹面。操作:用拇指螺纹面轻附于患者拇指螺纹面上,做顺时针方向的环旋移动为补脾经)500 次,如图①。

第二步:掐揉四横纹(定位:掌侧示指、中指、环指、小指近节指间关节横纹处。操作:用拇指指甲逐个掐揉本穴,可掐 1 次,揉 3 次,称掐揉四横纹)3 次,如图②。

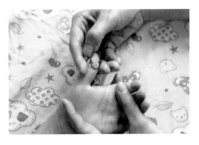 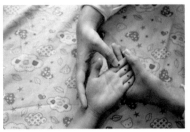

图①　　　　　　　　　　　　　图②

第三步:顺运内八卦(定位:手掌面,以掌心为圆心,从圆心至中指根横纹的 2/3 处为半径,所作圆周,八卦穴即在此圆周上。操作:家长一手持小儿四指以固定,掌心向上,拇指按定离卦,另手示、中两指夹持小儿拇指,拇指自乾卦运至兑卦,称顺运内八卦)200 次,如图③。

第四步:揉外劳宫 300 次(定位:手背面,与内劳宫相对。操作:用指揉法,称揉外劳宫),如图④。

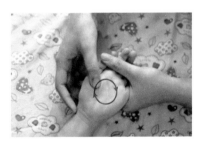 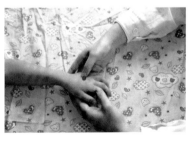

图③　　　　　　　　　　　　　图④

第五步:推上三关(定位:前臂桡侧,阳池至曲池呈一直线。操作:用拇指桡侧面或示、中两指螺纹面自腕推向肘)

300 次,如图⑤。

第六步:揉中脘(定位:腹部正中线,脐上四寸。操作:以中指或拇指或手掌揉本穴,称揉中脘)按揉 5 分钟,如图⑥。

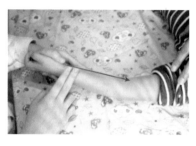

图⑤

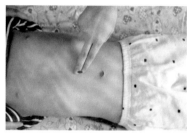

图⑥

第七步:捏脊 5 遍(定位:大椎至长强呈一直线,是小儿身体上最长的线状穴。操作:用拇指后按,示、中指两指在前,或用示指屈曲,以中指桡侧后按,拇指在前,两手自下而上捏脊柱,为补法,反之为泻法),如图⑦。

第八步:按揉足三里(定位:外膝眼下 3 寸,胫骨前嵴外一横指处。操作:用拇指按揉本穴,可双侧同时操作,称按揉足三里)各按揉 1 分钟,如图⑧。

温馨提示:本病单用捏脊配合针刺四横纹,隔日一次或每周两次,效果更佳。

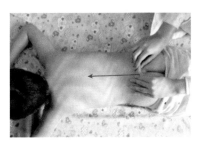

图⑦

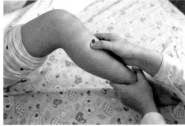

图⑧

十五、遗　尿

遗尿是指5周岁以上的小儿在睡眠中小便自遗,醒后方觉的一种病症,俗称"尿床"。本症病延日久,会影响小儿身心健康和正常生长发育,故应及早治疗。

1. 下元虚寒

临床表现:睡中遗尿,一夜一至数次,小便清长,每遇白天疲劳,或天气寒冷时遗尿加重,面色㿠白,精神不振,头晕乏力,肢冷恶寒,大便稀溏,舌淡苔薄或少苔,脉沉迟。

治疗原则:温补肾阳,固涩小便。

推拿处方:

第一步:按揉百会(定位:头顶前后正中线与两耳尖连线交叉点。操作:以拇指、中指或掌根按揉本穴,称按揉百会)2分钟,如图①。

第二步:补肾经(定位:小指螺纹面。操作:用拇指螺纹面轻附于患者小指螺纹面上,做顺时针方向的环旋移动)500次,如图②。

第三步:推上三关(定位:前臂桡侧,阳池至曲池呈一直线。操作:用拇指桡侧面或示、中两指螺纹面自腕推向肘)300次,如图③。

第四步:捣小天心(定位:掌根、大鱼际、小鱼际交接处凹陷中。操作:用中指指端或屈曲的示指指间关节捣本穴,称捣小天心)100次,如图④。

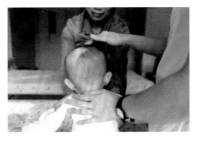

图①

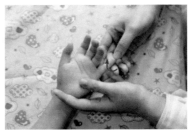

图②

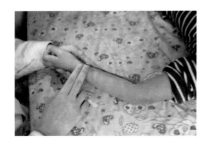

图③

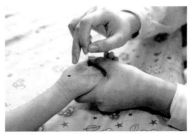

图④

　　第五步:揉脐(定位:肚脐。操作:用中指指端或掌根揉本穴)2分钟,如图⑤。

　　第六步:揉关元(定位:在下腹部,脐中下3寸,前正中线上。操作:用手掌根或中指或拇指螺纹面揉本穴)2分钟,如图⑥。

　　第七步:按揉肾俞(定位:第2腰椎与第3腰椎棘突之间,左右各旁开1.5寸。操作:用两手拇指,或单手示、中两指指端按揉本穴,称按揉肾俞)2分钟,如图⑦。

第八步:揉龟尾(定位:尾椎骨端。操作:用拇指或中指指端揉本穴)300次,如图⑧。

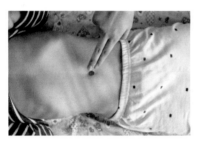

图⑤

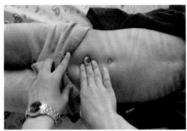

图⑥

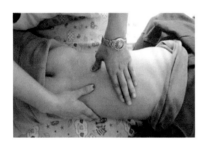

图⑦

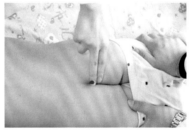

图⑧

第九步:推上七节骨(定位:第4腰椎棘突向下至尾椎骨端即长强穴,呈一直线。操作:用拇指或示、中两指螺纹面自下而上直推)300次,如图⑨。

第十步:揉三阴交(定位:内踝直上3寸,胫骨后缘凹陷中。操作:用拇指或中指端揉按本穴,称揉按三阴交)50次,如图⑩。

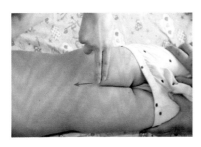 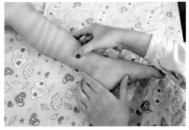

图⑨　　　　　　　　　　　图⑩

第十一步：揉涌泉（定位：在足掌心前 1/3，与后 2/3/交界的凹陷中。操作：用拇指吸定于穴位做环旋揉动）50 次，如图⑪。

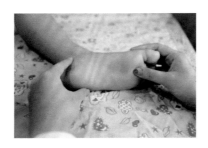

图⑪

2. 脾肺气虚

临床表现：多发于病后，睡中遗尿，尿频而量少，面色㿠白，神疲气短，自汗乏力，食欲不振，大便溏薄，易反复感冒咳喘，舌淡苔薄白，脉沉细。

治疗原则：益气健脾，固涩小便。

推拿处方：

第一步：补肺经（定位：环指末节螺纹面。操作：用拇指螺纹面轻附于患者环指螺纹面上，做顺时针方向的环旋移动，称补肺经）500次，如图①。

第二步：补脾经（定位：拇指末节螺纹面。操作：用拇指螺纹面轻附于患者拇指螺纹面上，做顺时针方向的环旋移动为补脾经）500次，如图②。

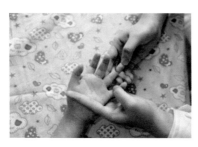 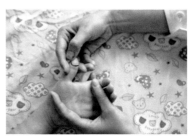

图①　　　　　　　　　　　图②

第三步：补肾经（定位：小指螺纹面。操作：用拇指螺纹面轻附于患者小指螺纹面上，做顺时针方向的环旋移动）300次，如图③。

第四步：捣小天心（定位：掌根、大鱼际、小鱼际交接处凹陷中。操作：用中指指端或屈曲的示指指间关节捣本穴，称捣小天心）100次，如图④。

第五步：揉脐（定位：肚脐。操作：用中指指端或掌根揉本穴）2分钟，如图⑤。

第六步：揉关元（定位：在下腹部，脐中下3寸，前正中线上。操作：用手掌根或中指或拇指螺纹面揉本穴）2分钟，如图⑥。

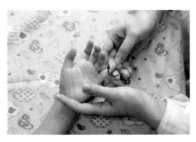

图③

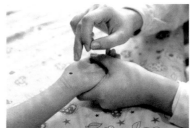

图④

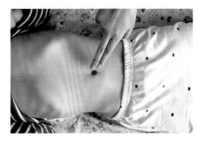

图⑤

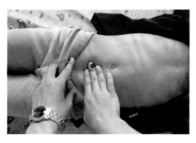

图⑥

　　第七步：揉肾俞（定位：第2腰椎与第3腰椎棘突之间，左右各旁开1.5寸。操作：用两手拇指，或单手示、中两指指端按揉本穴，称按揉肾俞）2分钟，如图⑦。

　　第八步：推上七节骨（定位：第4腰椎棘突向下至尾椎骨端即长强穴，呈一直线。操作：用拇指或示、中两指螺纹面自下而上直推）100次，如图⑧。

　　第九步：捏脊（定位：大椎至长强呈一直线，是小儿身体上最长的线状穴。操作：用拇指后按，示、中指两指在前，或用示指屈曲，以中指桡侧后按，拇指在前，两手自下而上捏脊柱,为补法,反之为泻法)10 次,如图⑨。

第十步:揉三阴交(定位:内踝直上 3 寸,胫骨后缘凹陷中。操作:用拇指或中指端揉按本穴,称揉按三阴交)50 次,如图⑩。

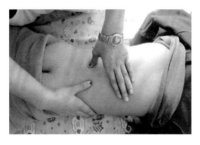

图⑦

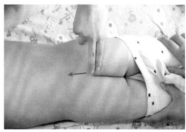

图⑧

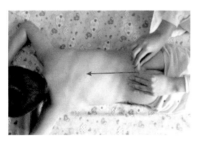

图⑨

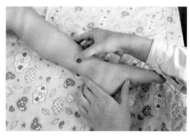

图⑩

第十一步:按揉足三里(定位:外膝眼下 3 寸,胫骨前嵴外一横指处。操作:用拇指按揉本穴,可双侧同时操作,称按揉足三里)50 次,如图⑪。

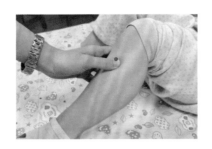

图⑪

3. 肝经湿热

临床表现:睡中遗尿,小便臊臭,尿少色黄,性情急躁,目赤面红,口唇色红,口渴喜饮,大便干燥或黏腻不爽,舌红,苔薄黄,脉弦数。

治疗原则:清利湿热,泻肝止遗。

推拿处方:

第一步:补肾经(定位:小指螺纹面。操作:用拇指螺纹面轻附于患者小指螺纹面上,做顺时针方向的环旋移动)100次,如图①。

第二步:清肝经(定位:示指末节螺纹面。操作:中指伸直,由指端向指根方向直推为清,称清肝经)100次,如图②。

第三步:清心经(定位:中指末节螺纹面.操作:示指伸直,由指端向指根方向直推为清,称清心经)100次,如图③。

第四步:清小肠(定位:小指尺侧缘,赤白肉际处,由指尖到指根。操作:由指根向指尖方向直推为清)100次,如图④。

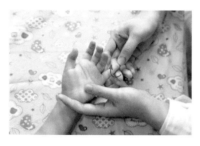

图①

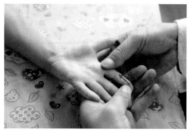

图②

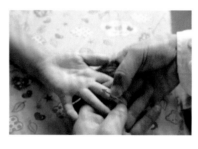

图③

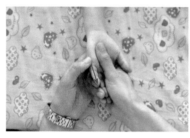

图④

　　第五步:捣小天心(定位:掌根、大鱼际、小鱼际交接处凹陷中。操作:用中指指端或屈曲的示指指间关节捣本穴,称捣小天心)100次,如图⑤。

　　第六步:揉脐(定位:肚脐。操作:用中指指端或掌根揉本穴)2分钟,如图⑥。

　　第七步:揉关元(定位:在下腹部,脐中下3寸,前正中线上。操作:用手掌根或中指或拇指螺纹面揉本穴)2分钟,如图⑦。

　　第八步:揉肾俞(定位:第2腰椎与第3腰椎棘突之间,

左右各旁开 1.5 寸。操作:用两手拇指,或单手示、中两指指端按揉本穴,称按揉肾俞)2 分钟,如图⑧。

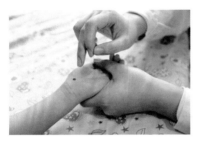

图⑤

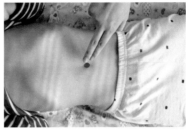

图⑥

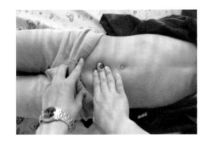

图⑦

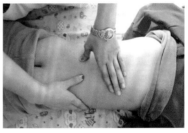

图⑧

第九步:揉三阴交(定位:内踝直上 3 寸,胫骨后缘凹陷中。操作:用拇指或中指端揉按本穴,称揉按三阴交)50 次,如图⑨。

第十步:揉涌泉(定位:在足掌心前 1/3,与后 2/3/交界的凹陷中。操作:用拇指吸定于穴位做环旋揉动)50 次,如图⑩。

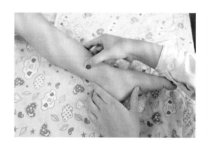
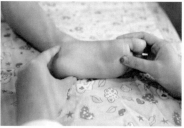

图⑨ 图⑩

十六、尿 频

小便频数又称尿频，是指小便次数增多，有急迫感而无疼痛的一种病症。中医学认为，本病主要是因为小儿体质虚弱、肾气不足而无力制约水道所导致。

1. 肾 气 虚

临床表现：小便频数，或滴滴不尽，色白而清，面色㿠白，四肢不温，腹部发凉，少气懒言，纳呆，舌质淡，苔薄白。

治疗原则：温补脾肾，升提固涩。

推拿处方：

第一步：揉百会（定位：头顶前后正中线与两耳尖连线交叉点。操作：以拇指，或中指，或掌根按揉，称按揉百会。用全手掌或四指掌面摩，称摩百会）1 分钟，如图①。

第二步：补脾经（定位：拇指末节螺纹面。操作：用拇指螺纹面轻附于患者拇指螺纹面上，做顺时针方向的环旋移动为补脾经）300 次，如图②。

第三步：补肺经（定位：位于环指末节螺纹面。操作：用拇指螺纹面轻附于患者环节末指螺纹面上，做顺时针方向的环旋移动为补肺经）300 次，如图③。

第四步：补肾经（位于小指末节螺纹面。操作：用拇指螺纹面轻附于患者小指末节指螺纹面上，做顺时针方向的环旋移动为补肾经）200 次，如图④。

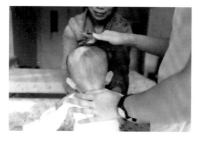

图①

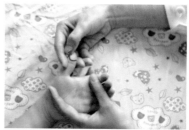

图②

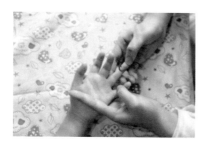

图③

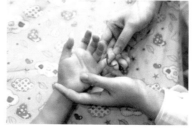

图④

第五步:揉丹田(定位:脐下 2.5 寸。操作:用手掌根或中指或拇指螺纹面顺时针方向揉脐直下 2.5 寸)5 分钟,如图⑤。

第六步:捏脊(定位:大椎至长强呈一直线,是小儿身体上最长的线状穴。操作:用拇指后按,示、中指两指在前,或用示指屈曲,以中指桡侧后按,拇指在前,两手自下而上捏脊柱,为补法。反之为泻法)5 遍,如图⑥。

第七步:揉肾俞(定位:第 2 腰椎与第 3 腰椎棘突之间,左右各旁开 1.5 寸。操作:用示指、中指或拇指两指按揉,称按揉肾俞)1分钟,如图⑦。

　　第八步:横擦腰背部1分钟,如图⑧。

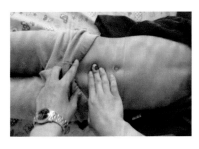

图⑤

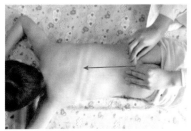

图⑥

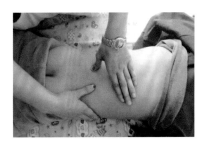

图⑦

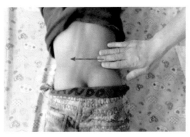

图⑧

　　第九步:揉三阴交(定位:内踝直上3寸,胫骨后缘凹陷中。操作:用拇指或中指端揉按本穴,称揉按三阴交)1分钟,如图⑨。

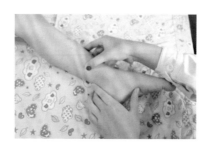

图⑨

2. 肾 阴 虚

临床表现:小便频数,或不能自禁,尿色深,夜热口干,手足心热,两颧发红,舌质红,苔少。

治疗原则:滋阴清热。

推拿处方:

第一步:补脾经(定位:拇指末节螺纹面。操作:用拇指螺纹面轻附于患者拇指螺纹面上,做顺时针方向的环旋移动,为补脾经)300次,如图①。

第二步:补肾经(定位:小指末节螺纹面。操作:用拇指螺纹面轻附于患者小指末节指螺纹面上,做顺时针方向的环旋移动,为补肾经)500次,如图②。

第三步:补小肠经(定位:小指尺侧缘,赤白肉际处,由指尖到指根。操作:由指根向指端方向直推为清,称清小肠,反之为补小肠。)200次,如图③。

第四步:揉二人上马(定位:手背部环指与小指掌指关节后凹陷中。操作:示指螺纹面放在掌面与穴位相对处,用拇指指端揉本穴)50次,如图④。

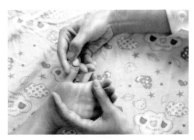

图①

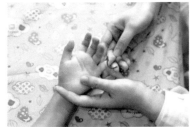

图②

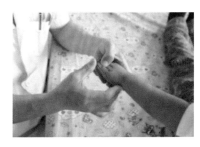

图③

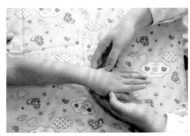

图④

第五步:揉丹田(定位:脐下 2.5 寸。操作:用手掌根或中指或拇指螺纹面顺时针方向揉脐直下 2.5 寸)5 分钟,如图⑤。

第六步:揉肾俞(定位:第 2 腰椎与第 3 腰椎棘突之间,左右各旁开 1.5 寸。操作:用示指、中指或拇指两指按揉,称按揉肾俞)1 分钟,如图⑥。

第七步:揉膀胱俞(定位:骶正中嵴旁开 1.5 寸,约平第 2 骶后孔。操作:用示指、中指或拇指两指按揉,称按揉膀胱俞)1 分钟,如图⑦。

第八步:掐阴陵泉[定位:位于小腿内侧,膝下胫骨内侧凹陷中(将大腿弯曲90°,膝盖内侧凹陷处)。操作:用拇指指甲端与拇指螺纹面进行掐揉]5次,如图⑧。

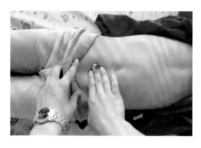

图⑤

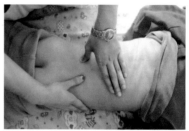

图⑥

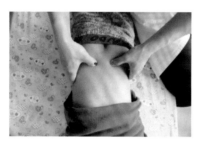

图⑦

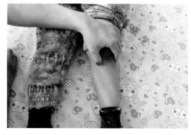

图⑧

第九步:揉三阴交(定位:内踝直上3寸,胫骨后缘凹陷中。操作:用拇指按揉,称按揉三阴交)1分钟,如图⑨。

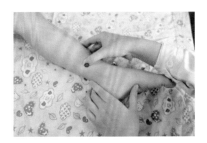

图⑨

十七、夜　啼

　　夜啼是指小儿经常在夜间啼哭吵闹,或间歇发作,或持续不已,甚至通宵达旦,民间常称小儿为"夜啼郎"。多由脾寒、心热、惊恐等引起。

1.　脾　寒

　　临床表现:夜间啼哭,神怯困倦,四肢欠温,食少便溏,睡善俯卧,痛时收腹,啼哭声软,面色青白,唇舌淡白,舌苔薄白,脉沉细,指纹淡红。

　　治疗原则:温中健脾,养心安神。

　　推拿处方:

　　第一步:揉百会(定位:头顶前后正中线与两耳尖连线交叉点。操作:以拇指,或中指,或掌根按揉,称按揉百会)100次,如图①。

　　第二步:补脾经(定位:拇指末节螺纹面。操作:用拇指螺纹面轻附于患者拇指螺纹面上,做顺时针方向的环旋移动为补脾经)300次,如图②。

　　第三步:揉外劳宫(定位:在手背,当第2、3掌骨之间,掌指关节后0.5寸。操作:以拇指指腹揉,称揉外劳宫)300次,如图③。

　　第四步:推上三关(定位:前臂桡侧,阳池至曲池呈一直线。操作:用拇指桡侧面或示、中两指螺纹面自腕推向肘)

300 次,如图④。

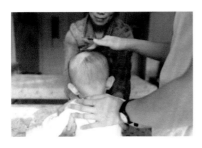

图①

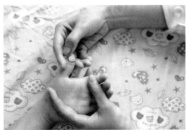

图②

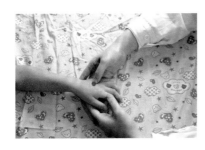

图③

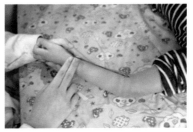

图④

　　第五步:揉中脘(腹部正中线,脐上四寸。操作:以中指或拇指或手掌揉本穴,称揉中脘)3 分钟,如图⑤。

　　第六步:摩腹(顺)(腹部,用全手掌或四指螺纹面顺时针摩整个腹部)5 分钟,如图⑥。

　　第七步:揉脐(肚脐,用中指指端或掌根揉)3 分钟,如图⑦。

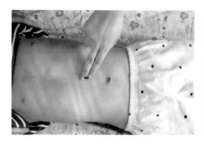

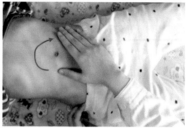

图⑤ 图⑥

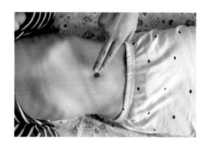

图⑦

2. 心 热

临床表现:夜间啼哭,喜仰卧,面赤唇红,心神不宁,烦躁不安,哭声高粗,见灯火啼哭愈甚,便秘溲赤,舌尖红,苔白,脉数有力,指纹青紫。

治疗原则:清心导赤,泻火安神。

推拿处方:

第一步:清心经(定位:中指末节螺纹面。操作:中指伸直,由指端向指根方向直推为清,称清心经)200次,如图①。

第二步:清肝经(定位:示指末节螺纹面。操作:示指伸直,由指端向指根方向直推为清,称清肝经)200 次,如图②。

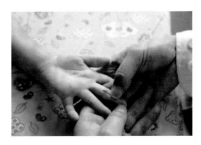

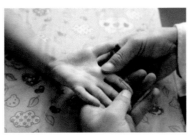

图①　　　　　　　　　　　图②

第三步:清小肠(定位:小指尺侧缘,赤白肉际处,由指尖到指根。操作:由指根向指尖方向直推为清)300 次,如图③。

第四步:揉内劳宫(定位:掌心中,屈指时中指、环指之间的中点。操作:用拇指或示指螺纹面,或用中指指端揉本穴)300 次,如图④。

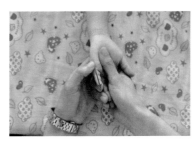

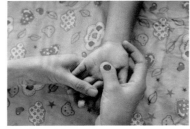

图③　　　　　　　　　　　图④

第五步:水底捞月(定位:手掌。操作:用左手握小儿四指,以右手示、中两指固定小儿拇指,然后用拇指自小儿小指头运至小天心,再转入内劳宫)30次,如图⑤。

第六步:捣小天心(定位:掌根、大鱼际、小鱼际交接处凹陷中。操作:用中指指端或屈曲的示指指间关节捣本穴,称捣小天心)100次,如图⑥。

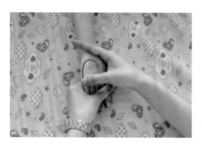

图⑤

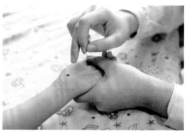

图⑥

第七步:掐五指节(定位:手背手指各关节处。操作:用拇指指甲逐个掐本穴)依次掐3～5遍,如图⑦。

第八步:清天河水(定位:前臂内侧正中,总筋至洪池呈一直线。操作:用示、中两指螺纹面自腕推至肘,称清天河水)300次,如图⑧。

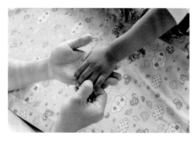

图⑦

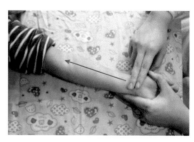

图⑧

3. 惊　恐

临床表现：夜间啼哭，声惨而紧，呈恐惧状，心神不宁，睡中易醒，神气怯弱，惊惕不安，面色乍青乍白，紧偎母怀，脉象与唇舌多无异常变化。

治疗原则：平肝，镇惊，安神。

推拿处方：

第一步：清心经(定位：中指末节螺纹面。操作：中指伸直，由指端向指根方向直推为清，称清心经)100 次，如图①。

第二步：清肝经(示指末节螺纹面。操作：示指伸直，由指端向指根方向直推为清，称清肝经)100 次，如图②。

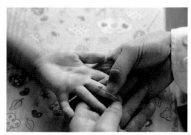

图①　　　　　　　　　图②

第三步：捣小天心(定位：掌根、大鱼际、小鱼际交接处凹陷中。操作：用中指指端或屈曲的示指指间关节捣本穴，称捣小天心)，如图③。

第四步：掐五指节(定位：手背手指各关节处。操作：用拇指指甲逐个掐本穴)依次掐 3～5 遍，如图④。

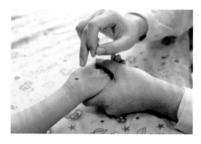
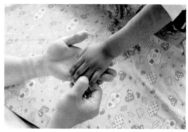

图③ 图④

第五步:掐精宁、威灵(定位:手背,第2、第3掌骨交接凹陷处为威灵,第4、第5掌骨交接凹陷处为精宁。操作:用拇指指甲各掐本穴)3次,如图⑤。

第六步:清天河水(定位:前臂内侧正中,总筋至洪池呈一直线。操作:用示、中两指螺纹面自腕推至肘,称清天河水)300次,如图⑥。

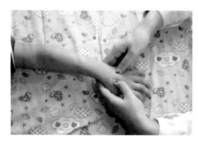
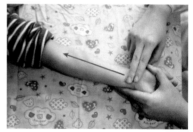

图⑤ 图⑥

十八、湿　疹

　　婴幼儿湿疹是临床上常见的皮肤病,其病因较为复杂,有剧烈瘙痒、慢性病程、反复发作、难以治愈等特点,常合并哮喘、变应性鼻炎等。不仅给孩子带来痛苦,而且还影响其饮食及睡眠,从而影响孩子的正常发育。中医称本病为奶癣。婴幼儿湿疹多为体质过敏,或为风湿所袭,搏于气血而发,常发于婴儿的颜面部,分干、湿两型。小儿推拿对湿型(湿热型)湿疹效果明显。

　　临床表现:形体肥胖,两颊皮肤潮红,红斑水疱,滋水渗出,甚则黄水淋漓、糜烂,黄亮色皮痂,瘙痒,大便干结,小便黄赤,舌质红,苔黄腻。

　　治疗原则:清热,利湿,祛风。

　　推拿处方:

　　第一步:分手阴阳(定位:掌根横纹部,拇指侧为阳池,小指侧为阴池。操作:分推法,以两手固定患儿掌根之两侧,中指托患儿手背,用两手拇指自掌后纹中间向两边分推)3分钟,如图①。

　　第二步:清脾经(定位:拇指末节螺纹面。操作:拇指伸直,由指端经螺纹面向指根方向直推为清,称清脾经)3分钟,如图②。

　　第三步:补脾经(定位:拇指末节螺纹面。操作:用拇指螺纹面轻附于患者拇指螺纹面上,做顺时针方向的环旋移动为补脾经)2分钟,如图③。

第四步:逆运内八卦(定位:手掌面,以掌心为圆心,从圆心至中指根横纹的2/3处为半径,所作圆周,八卦穴即在此圆周上。操作:家长一手持小儿四指以固定,掌心向上,拇指按定离卦,另手示、中两指夹持小儿拇指,拇指自兑卦运至乾卦,称逆运内八卦)2分钟,如图④。

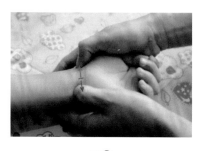

图①

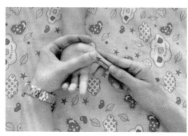

图②

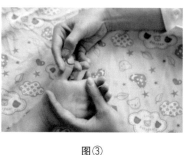

图③

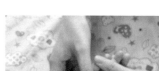

图④

第五步:推掐四横纹(定位:掌侧示指、中指、环指、小指近节指间关节横纹处。操作:用拇指螺纹面逐个纵向上下来回直推本穴,或使小儿四指并拢,在穴位上横向来回直推,称推四横纹)3分钟。掐四横纹(操作:用拇指指甲逐个掐本穴,称掐四横纹)3次,如图⑤。

第六步：揉小天心（定位：掌根、大鱼际、小鱼际交接处凹陷中。操作：用中指或拇指指端揉本穴，称揉小天心）3分钟，如图⑥。

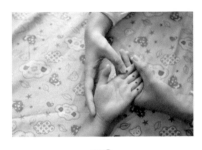 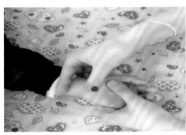

图⑤　　　　　　　　　　　图⑥

第七步：揉外劳宫（定位：手背面，与内劳宫相对。操作：用指揉法，称揉外劳宫。）5分钟，如图⑦。

第八步：揉一窝风（定位：手背，腕横纹正中凹陷中。操作：用中指或拇指指端重揉本穴，称揉一窝风）5分钟，如图⑧。

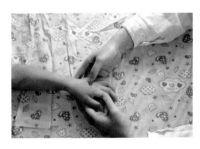 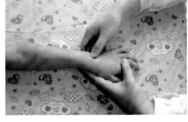

图⑦　　　　　　　　　　　图⑧

第九步：清天河水（定位：前臂内侧正中，总筋至洪池呈一直线。操作：用示、中两指螺纹面自腕推至肘，称清天河水）3分钟，如图⑨。

　　第十步：推下六腑（定位：前臂尺侧，阴池至少海呈一直线。操作：一手握其手腕，另一手示指、中指两螺纹面自肘推向腕部，称推下六腑）3分钟，如图⑩。

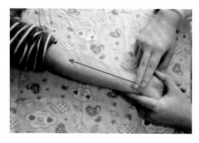

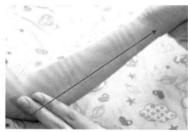

图⑨　　　　　　　　　　图⑩

　　第十一步：揉风市（定位：在大腿外侧部的中线上，当腘横纹上7寸。操作：用中指或拇指指端重揉本穴，称揉风市）2分钟，如图⑪。

　　第十二步：捏脊（定位：大椎至长强呈一直线，是小儿身体上最长的线状穴。操作：用拇指后按，示、中指两指在前，或用示指屈曲，以中指桡侧后按，拇指在前，两手自上而下从大椎至长强，反捏脊柱）5遍，如图⑫。

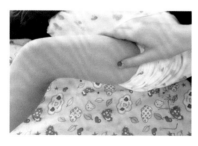

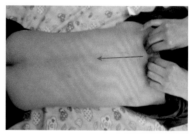

图⑪　　　　　　　　　　图⑫

十九、肌性斜颈

小儿肌性斜颈是指以头向患侧歪斜，颜面旋向健侧为特点的先天性疾病，俗称"歪脖"。本病早期（6个月以内）推拿治疗疗效最好。

临床表现：出生后马上或数日后可发现小儿头向一侧偏斜，一侧颈部胸锁乳突肌可触及菱形肿块（部分小儿数月后可自行吸收），继而胸锁乳突肌挛缩、僵硬，头向患侧歪斜及向患侧旋转活动受限，严重者随年龄增长，可发生颜面、五官甚至肩背不对称畸形。

治疗原则：舒筋活血，软坚散结。

推拿部位：阿是穴，患侧胸锁乳突肌及颈侧部。

推拿处方：

第一步：揉桥弓（在胸锁乳突肌上以指揉法上下往返操作）2分钟，如图①。

第二步：拿桥弓（在胸锁乳突肌上施以拿法，上下往返）2分钟，如图②。

第三步：扳颈项（一手扶住肩部，另一只手扶住头部，两手同时向相反方向扳拉）10次，如图③。

第四步：转颈项（双手托住患儿枕部向上牵引的同时向患侧旋转）10次，如图④。

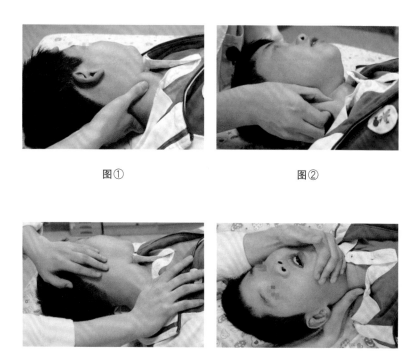

图①   图②

图③   图④

二十、面神经炎

面神经炎的病因目前尚不十分清楚，一般认为是位于面神经管内的面神经受急性非化脓性炎症的影响，引起急性面神经功能障碍，表现为病侧面部表情肌瘫痪。起病前，部分小儿有受风寒或病侧耳后吹凉风史。急性起病，多为一侧性。任何年龄均可发病，以年轻男性较多。

中医学认为本病易发生于气血虚弱者，因复感风寒之邪，颜面筋脉气血凝滞，筋脉失养而致，有口眼歪斜、面瘫之称。

临床表现：患儿往往是在清晨起床时发现口角歪斜。患侧面部表情肌瘫痪，前额皱纹消失，眼裂扩大，鼻唇沟平坦，人中沟偏歪，口角下垂，面部被牵向健侧。进餐时食物易残留在患侧齿颊间隙内，并常有口水自该侧口角淌下。可伴有舌前 2/3 味觉减退或消失，泪点随下睑外翻有泪外溢。同侧内耳、乳突部疼痛等。

治疗原则：祛风通络，活血散瘀。

推拿处方：

第一步：揉鱼腰（定位：额部，瞳孔直上，眉毛中。操作：用中指或拇指指端揉本穴）300 次，如图①。

第二步：揉太阳（定位：眉后凹陷处。操作：用拇指或中指指端揉本穴）300 次，如图②。

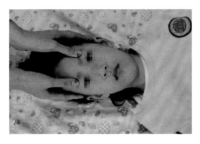
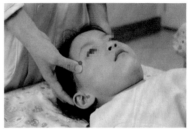

图①   图②

第三步：揉四白（定位：瞳孔直下，当眶下孔凹陷处。操作：用拇指或中指指端揉本穴）300 次，如图③。

第四步：揉下关（定位：面部，在颧骨下缘中央与下颌切迹之间的凹陷中。操作：用拇指或中指指端揉本穴）300 次，如图④。

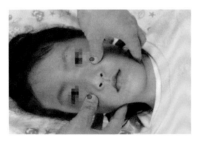
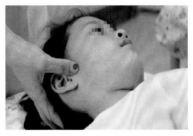

图③   图④

第五步：揉颊车（定位：面颊部，下颌角前上方，耳下大约一横指处，用力咬牙时，咬肌隆起处。操作：用拇指或中指指端揉本穴）300 次，如图⑤。

第六步：揉人中（定位：鼻柱下，在人中沟的上 1/3 与下

2/3 交界点。操作:用拇指或中指指端揉本穴)300 次,如图⑥。

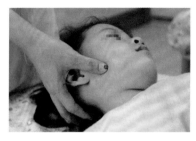

图⑤

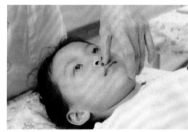

图⑥

第七步:揉地仓(定位:面部,口角外侧,上直瞳孔。操作:用拇指或中指指端揉本穴)300 次,如图⑦。

第八步:揉承浆(定位:面部,当颏唇沟的正中凹陷处。操作:用拇指或中指指端揉本穴)300 次,如图⑧。

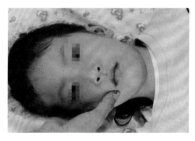

图⑦

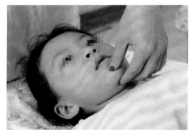

图⑧

第九步:揉牵正(定位:面颊部,耳垂前 0.5～1 寸处。操作:用拇指或中指指端揉本穴)300 次,如图⑨。

第十步:揉翳风(定位:颈部,耳垂后方,乳突下端前方凹陷中。操作:用拇指或中指指端揉本穴)300 次,如图⑩。

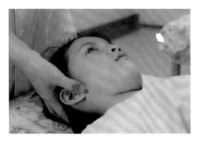
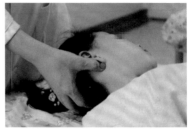

图⑨   图⑩

第十一步:抹眼轮匝肌(定位:面部,呈环形围绕眼眶和睑裂的形似扁环的横纹肌肉纤维组织。操作:用拇指螺纹面附着于部位上做顺时针或逆时针方向环形抹动)2 分钟,如图⑪。

第十二步:抹口轮匝肌(定位:面下部中央的环形肌块,分上唇和下唇两部位,由围绕口裂数层不同方向的纤维组成。操作:用拇指螺纹面附着于部位上做顺时针或逆时针方向环形抹动)2 分钟,如图⑫。

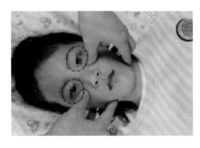
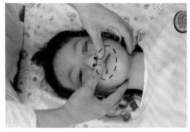

图⑪   图⑫

　　第十三步:擦面部(定位:患侧面颊部,操作:用左手或右手小鱼际面擦至局部发热)如图⑬。

　　第十四步:拿风池(定位:颈后枕骨下缘,胸锁乳突肌与斜方肌起始部中间凹陷中。操作:以一手拇指或示、中两指分别放在两穴上拿之)5次,如图⑭。

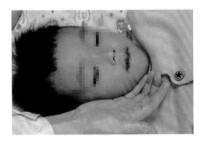
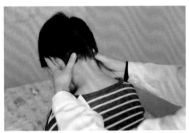

图⑬　　　　　　　　　　　图⑭

　　第十五步:拿合谷(定位:在手背,第1、2掌骨间,当第2掌骨桡侧中点处。操作:用拇指与示指对称用力)5次,如图⑮。

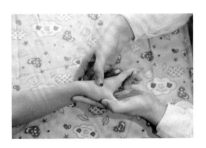

图⑮

二十一、保 健 操

（一）益肺防感操

主要针对平时体弱多病，容易感冒、咳嗽的孩子，具体操作方法如下。

第一步：开天门（定位：天门穴位于两眉中间至前发际，呈一直线。操作：两拇指自下而上交替直推，称推攒竹，又称开天门）8×8拍（64次），如图①。

第二步：推坎宫（定位：坎宫穴位于自眉头沿眉向眉梢，呈一横线。操作：两拇指自眉心向眉梢分推，称推坎宫，又称分阴阳）8×8拍（64次），如图②。

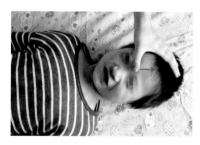
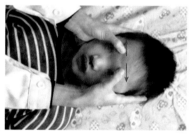

图①   图②

第三步：揉太阳（定位：太阳穴位于眉后凹陷处。操作：用拇指指端揉或运，称揉太阳或运太阳）8×8拍（64次），如图③。

第四步：揉迎香（定位：鼻翼中点，鼻唇沟中。操作：以

示、中两指或两拇指分别在鼻翼两旁穴位上揉,称揉迎香穴)
8×8 拍(64 次),如图④。

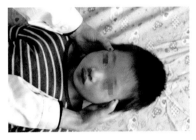
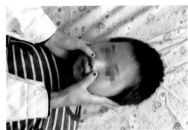

图③　　　　　　　　　图④

　　第五步:拿合谷(定位:位于手背,第 1、2 掌骨间,当第 2
掌骨桡侧中点处。操作:用拇指与示指对称用力,拿合谷穴,
称拿合谷)2×8 拍(16 次),如图⑤。

　　第六步:擦胸(定位:胸部。操作:先用右手在胸部左右
往返摩擦,再用左手在胸部左右往返摩擦)8×8 拍(64 次),
如图⑥。

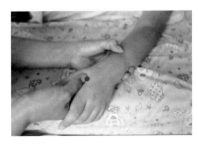
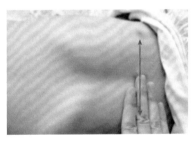

图⑤　　　　　　　　　图⑥

第七步：擦背（定位：背部。操作：先用右手在背部左右往返摩擦，再用左手在背部左右往返摩擦）8×8拍（64次），如图⑦。

第八步：拿风池（定位：风池穴位于颈后枕骨下缘，胸锁乳突肌与斜方肌起始部中间凹陷中。操作：以一手拇指与示、中两指分别放在两穴上拿之，称拿风池）2×8拍（16次），如图⑧。

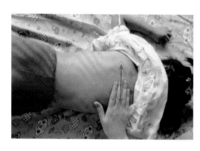

图⑦

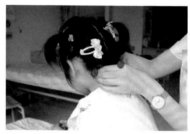

图⑧

（二）健脾助运操

主要针对脾胃虚弱、食欲差、容易腹泻的孩子。具体操作方法如下。

第一步：补脾经（定位：拇指末节螺纹面。操作：用拇指螺纹面轻附于患者拇指螺纹面上，做顺时针方向的环旋移动）300次，如图①。

第二步：推四横纹（定位：掌侧示指、中指、环指、小指近节指间关节横纹处。操作：用拇指螺纹面逐个纵向上、下来回直推本穴，或使小儿四指并拢，在穴位上横向来回直推，称推四横纹）400次，如图②。

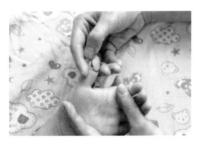
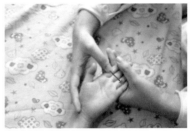

图① 　　　　　　　　图②

第三步:摩腹(定位:腹部。操作:用全手掌或四指螺纹面顺时针摩整个腹部)5分钟,如图③。

第四步:捏脊(定位:大椎至长强呈一直线,是小儿身体上最长的线状穴。操作:用拇指后按,示、中指两指在前,或用示指屈曲,以中指桡侧后按,拇指在前,两手自下而上捏脊柱,为补法,反之为泻法)5遍,如图④。

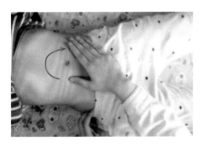
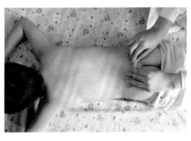

图③ 　　　　　　　　图④

第五步:揉足三里(定位:外膝眼下 3 寸,胫骨前嵴外一横指处。操作:用拇指按揉本穴)双侧各 300 次,如图⑤。

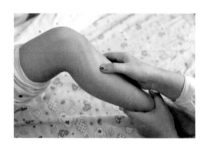

图⑤

(三)补肾益智操

主要是针对先天不足、发育缓慢的孩子。许多孩子有注意力不集中的问题,家长可以通过补肾益智操给孩子进行调理,改善孩子体质,提高孩子的学习能力。

第一步:摩囟门(定位:前发际正中直上 2 寸。操作:用示、中、环指做盘旋摩动)8×8 拍(64 次),如图①。

第二步:揉内劳宫(定位:掌心中,屈指时中指、环指之间的中点。操作:用拇指或示指螺纹面,或用中指指端揉本穴)8×8 拍(64 次),如图②。

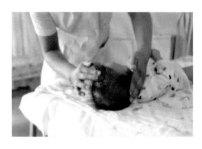

图①

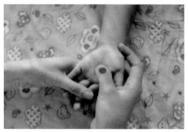

图②

第三步:揉中脘(定位:腹部正中线,脐上四寸。操作:以中指或拇指或手掌揉本穴)8×8 拍(64 次),如图③。

第四步:揉丹田(定位:点、面状结合穴位,脐下 2.5 寸。操作:用手掌根或中指或拇指螺纹面揉本穴)8×8 拍(64 次),如图④。

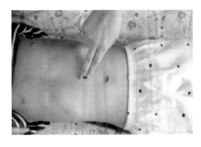 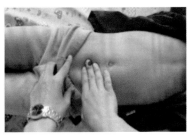

图③   图④

第五步:捏脊(定位:大椎至长强呈一直线,是小儿身体上最长的线状穴。操作:用拇指后按,示、中指两指在前,或用示指屈曲,以中指桡侧后按,拇指在前,两手自下而上捏脊柱,为补法,反之为泻法)5 遍,如图⑤。

第六步:擦八髎(定位:骶骨的四对骶后孔中,分为上髎、次髎、中髎、下髎。上髎:次髎上 2cm、正中线旁开 2.5cm 左右;次髎:髂后上棘内下方 1.3～1.5cm,正中线旁开 2cm;中髎:次髎下 2cm,正中线旁开 1.5cm 左右;下髎:中髎下 1.5cm,正中线旁开 1cm 左右。操作:用全掌面来回擦至局部发热)8×8 拍(64 次),如图⑥。

第七步:按揉三阴交(定位:内踝直上 3 寸,胫骨后缘凹陷中。操作:用拇指或中指指端按揉本穴)(双侧)8×8 拍(64 次),如图⑦。

第八步:推擦涌泉(定位:屈趾,在足掌心前 1/3 与后 2/3 交界处"人"字凹陷中。操作:用拇指螺纹面从涌泉穴向足趾方向推擦)(双侧)8×8 拍(64 次),如图⑧。

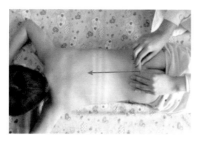

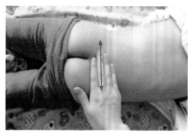

图⑤   图⑥

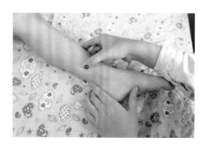

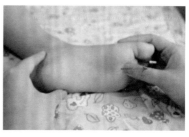

图⑦   图⑧

(四)近视明目操

近视眼是指远视力不好的一种常见的眼科病症,多由于青少年时期用眼不当所致。本病在中医学称为"能近怯远症"。推拿疗法不仅能预防近视眼,而且具有一定的治疗作用。

临床表现:近视眼最突出的症状是远视力降低,但近视力可正常。低度近视眼会引起视疲劳,高度近视眼常表现眼球较突出,在极高度近视眼可使晶状体完全不能支持虹膜,发生轻度虹膜震颤。

治疗原则:调节眼部经气,增强眼部的血液循环,改善眼肌的调节功能及神经营养,消除眼睛疲劳,从而使视力得到改善与保持。

推拿处方:

第一步:揉攒竹(定位:在面部,当眉头凹陷中,眶上切迹处。操作:以两手拇指指端分别按在左右眉内侧的凹陷处,轻轻揉动 50 次,以出现酸胀为宜,又称揉攒竹),如图①。

第二步:揉睛明(定位:在面部,目内眦角稍上方 1 分凹陷处。操作:左手或右手的拇指与示指分别按在此穴,称按睛明)50 次,如图②。

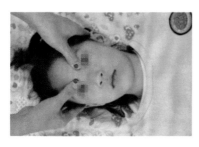 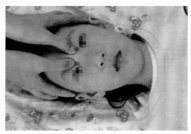

图①   图②

第三步:按丝竹空(定位:在面部,当眉梢凹陷处。操作:以双手拇指或示、中两指分别放在两穴处轻按,称按丝竹空)50 次,如图③。

第四步:按瞳子髎位(定位:面部,目外眦外侧 0.5 寸凹陷中。操作:以双手拇指或示、中两指分别放在两穴处轻按,称按揉瞳子髎)50 次,如图④。

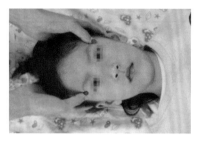

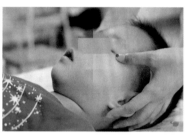

图③   图④

第五步:按承泣(定位:在面部,瞳孔直下,当眼球与眶下缘之间。操作:以双手拇指或示、中两指分别放在两穴上轻按,称按承泣)50 次,如图⑤。

第六步:按揉四白(定位:在面部,眼眶骨下 1 寸的凹陷处。操作:用左右手示指螺纹面轻按于此穴,称揉按四白)50 次,如图⑥。

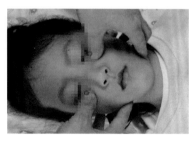

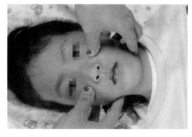

图⑤   图⑥

第七步:揉太阳(定位:眉后凹陷处。操作:用拇指或中指指端揉本穴)300 次,如图⑦。

　　第八步:抹眼眶。用左右示指第 2 节内侧面紧贴上下眼眶做自内向外的抹动,由内上→外上→外下→内下,使眼眶周围的攒竹、鱼腰、丝竹空、瞳子髎、球后、承泣等穴位受到按摩,各 20 次,如图⑧。

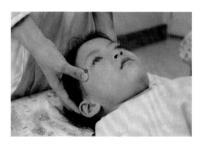

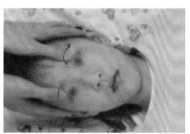

图⑦　　　　　　　　　　　　　　图⑧

　　第九步:揉风池(定位:颈后枕骨下缘,胸锁乳突肌与斜方肌起始部中间凹陷中。操作:以一手拇指或示、中两指分别放在两穴上揉按,称揉风池)50 次,如图⑨。

　　第十步:按合谷(定位:位于手背,第 1、2 掌骨间,当第 2 掌骨桡侧中点处。操作:用拇指按压合谷穴,称按合谷)50 次,如图⑩。

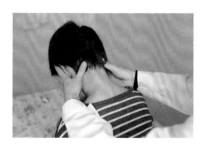

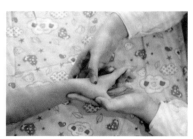

图⑨　　　　　　　　　　　　　　图⑩

上述方法一般每天操作 1～2 次,若能长期坚持,可见奇效。

(五)助长发育操

"夫春生夏长,秋收冬藏,此天道之大经也。"(史记·太史公自序)指春天萌生,夏天滋长,秋天收获,冬天储藏。亦比喻事物的发生、发展过程。也就是春夏养阳,秋冬养阴。

研究发现春、夏季节宝贝生长旺盛,新陈代谢和血液循环加快,消化呼吸功能增强,这是宝贝长个的"黄金时节";而秋、冬季节,万物封藏、凋谢;而宝贝在秋、冬季节抵抗力弱,更容易发病。所以要把握住二十四节气中,每个节气前后三天,宝贝才能起到调脾胃、助身高、益智力、提高免疫力的作用!

推拿处方:

第一步:揉百会(定位:头顶前后正中线与两耳尖连线交叉点。操作:以拇指,或中指,或掌根按揉,称按揉百会。用全手掌或四指掌面摩,称摩百会)1 分钟,如图①。

第二步:补脾经(定位:拇指末节螺纹面。操作:用拇指螺纹面轻附于患者拇指螺纹面上,做顺时针方向的环旋移动为补脾经)300 次,如图②。

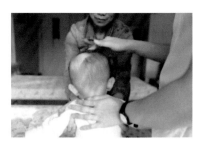
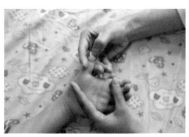

图①   图②

第三步:揉板门:(定位:拇指下,掌面大鱼际的中点,以指点之有大如豆粒的筋头,重按有酸麻感,为板门的部位。操作:用拇指或中指指端揉本穴,称揉板门)300次,如图③。

第四步:顺运内八卦(定位:手掌面,以掌心为圆心,从圆心至中指根横纹的2/3处为半径,所作圆周,八卦穴即在此圆周上。操作:操作者一手持小儿四指以固定,掌心向上,拇指按定离卦即中指指根,另一手示、中两指夹持小儿拇指,拇指自乾卦运至兑卦,称顺运内八卦)200次,如图④。

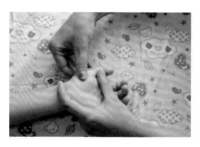 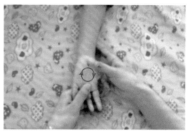

图③　　　　　　　　　　图④

第五步:揉二人上马(定位:手背部环指与小指掌指关节后凹陷中。操作:示指螺纹面放在掌面与穴位相对处,用拇指指端揉本穴)50次,如图⑤。

第六步:摩腹(定位:腹部。操作:用全手掌或四指螺纹面顺时针摩整个腹部;反之,逆时针摩整个腹部。可根据宝宝的具体情况而定)5分钟,如图⑥。

第七步:捏脊(定位:大椎至长强呈一直线,是小儿身体上最长的线状穴。操作:用拇指后按,示、中指两指在前,或用示指屈曲,以中指桡侧后按,拇指在前,两手自下而上捏脊柱穴,为补法,反之为泻法)5遍,如图⑦。

第八步:揉三阴交(定位:内踝直上 3 寸,胫骨后缘凹陷中。操作:用拇指或中指指端按揉本穴)1 分钟,如图⑧。

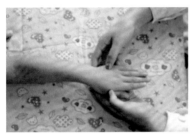

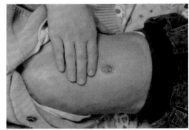

图⑤   图⑥

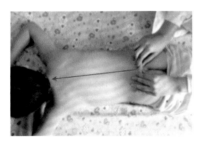

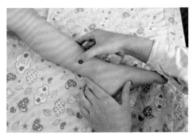

图⑦   图⑧

第九步:按揉足三里(定位:外膝眼下 3 寸,胫骨前嵴外一横指处。操作:用拇指按揉本穴,可双侧同时操作,称按揉足三里)100 次,如图⑨。

第十步:揉涌泉(定位:在足掌心前 1/3 与后 2/3 交界处"人"字凹陷中。操作:用中指或拇指指端揉本穴)1 分钟,如图⑩。

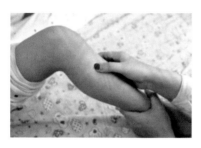

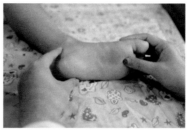

图⑨　　　　　　　　　　　　　　图⑩

　　上述推拿方法,一般若能根据二十四节气坚持,则宝贝吃得好,睡得好,抵抗力增强,不生病;再辅以适当的户外运动,可使宝贝的生长潜力充分得以发挥。从而,助长顺应天时、地利、人和,才能达到助长发育的目的,而不是一种梦想!

二十四节气

春季		夏季		秋季		冬季	
立春	2月3-5日	立夏	5月5-7日	立秋	8月7-9日	立冬	11月7-9日
雨水	2月18-20日	小满	5月20-22日	处暑	8月22-24日	小雪	11月21-23日
惊蛰	3月5-7日	芒种	6月5-7日	白露	9月7-9日	大雪	12月6-8日
春分	3月20-22日	夏至	6月20-22日	秋分	9月22-24日	冬至	12月21-23日
清明	4月4-6日	小暑	7月6-8日	寒露	10月7-9日	小寒	1月4-6日
谷雨	4月19-21日	大暑	7月22-24日	霜降	10月23-25日	大寒	1月19-21日